Imuno-hematologia básica para práticas laboratoriais

CASOS DE BAIXA COMPLEXIDADE

Senac

ADMINISTRAÇÃO REGIONAL DO SENAC NO ESTADO DE SÃO PAULO

Presidente do Conselho Regional
Abram Szajman

Diretor do Departamento Regional
Luiz Francisco de A. Salgado

Superintendente Universitário e de Desenvolvimento
Luiz Carlos Dourado

EDITORA SENAC SÃO PAULO

Conselho Editorial
Luiz Francisco de A. Salgado
Luiz Carlos Dourado
Darcio Sayad Maia
Lucila Mara Sbrana Sciotti
Luís Américo Tousi Botelho

Gerente/Publisher
Luís Américo Tousi Botelho

Coordenação Editorial
Verônica Marques Pirani

Prospecção
Andreza Fernandes dos Passos de Paula
Dolores Crisci Manzano
Paloma Marques Santos

Administrativo
Marina P. Alves

Comercial
Aldair Novais Pereira

Comunicação e Eventos
Tania Mayumi Doyama Natal

Edição e Preparação de Texto
Amanda Andrade

Coordenação de Revisão de Texto
Marcelo Nardeli

Revisão de Texto
Gabriel Joppert

Coordenação de Arte e Projeto Gráfico
Antonio Carlos De Angelis

Editoração Eletrônica e Capa
Tiago Filu

Imagens
Adobe Stock e acervo do autor

Impressão e Acabamento
Gráfica AR Fernandez

Editora Senac São Paulo
Av. Engenheiro Eusébio Stevaux, 823 – Prédio Editora – Jurubatuba
CEP 04696-000 – São Paulo – SP
Tel. (11) 2187-4450
editora@sp.senac.br
https://www.editorasenacsp.com.br

Dados Internacionais de Catalogação na Publicação (CIP)
(Claudia Santos Costa - CRB 8ª/9050)

Chinoca, Juliano Prudêncio
Imuno-hematologia básica para práticas laboratoriais : casos de baixa complexidade / Juliano Prudêncio Chinoca. – São Paulo : Editora Senac São Paulo, 2025.

Bibliografia.
ISBN 978-85-396-5516-8 (impresso/2025)
e-ISBN 978-85-396-5517-5 (ePub/2025)
e-ISBN 978-85-396-5518-2 (PDF/2025)

1. Imuno-hematologia. 2. Hemoterapia. 3. Análises clínicas. 4. Práticas em laboratórios. I. Título.

25-2450c CDD – 616.079
616.15
BISAC MED038000
MED044000
MED047000

Índice para catálogo sistemático:
1. Imuno-hematologia : Análises clínicas: Práticas em laboratório 616.079
2. Hematologia : Hemoterapia 616.15

Juliano Prudêncio Chinoca

Imuno-hematologia básica para práticas laboratoriais

CASOS DE BAIXA COMPLEXIDADE

Editora Senac São Paulo – São Paulo – 2025

Sumário

Apresentação

A imuno-hematologia é uma área da medicina que estuda as reações imunológicas associadas à formação de anticorpos dirigidos contra as estruturas moleculares presentes na superfície das hemácias. Essa área tem como alicerce disciplinas como imunologia, biologia celular, hematologia, genética e bioquímica. A imuno-hematologia é a competência basilar das rotinas laboratoriais dos serviços de hemoterapia e definição da conduta transfusional para os pacientes sensibilizados por transfusões, gestações e autoanticorpos eritrocitários causados por desordens imunológicas.

Sabemos que são inquestionáveis a profundidade do assunto e as dificuldades encontradas na fase de desenvolvimento dos estudantes do curso técnico em hemoterapia. A partir da sua importância e complexidade, os docentes se deparam com o grande desafio de tornar o assunto claro e palpável para os estudantes, principalmente quanto ao comportamento apresentado pelos anticorpos em diferentes metodologias e a determinação do significado clínico transfusional.

A proposta deste livro surge e ganha relevância quando vemos que as literaturas internacional e nacional não disponibilizam temas similares com foco no raciocínio necessário para a condução técnica dos casos imuno-hematológicos. São necessários conhecimento e experiência dos profissionais da hemoterapia na identificação dos aloanticorpos, exclusão ou confirmação de outros possíveis aloanticorpos de baixa complexidade presentes nas amostras de pacientes, definição da conduta transfusional e liberação de laudos consistentes e precisos.

Todas essas questões somadas tornam a imuno-hematologia complexa e altamente exigente, requerendo muito treinamento e senso de responsabilidade dos técnicos e biologistas que atuam na hemoterapia. Sendo assim, esta obra busca sanar a indisponibilidade desse tipo de conteúdo focado nas questões práticas associadas à base teórico-científica da imuno-hematologia clínica.

CAPÍTULO 1

Importância da anamnese completa na coleta das amostras pré-transfusionais

Todo profissional de saúde sabe da importância de fazer uma anamnese completa e detalhada. Tendo isso em mente, pense no seu dia a dia: você tem se preocupado com essa etapa do trabalho? E quando você foi o paciente? Sempre sentiu que essa etapa teve o cuidado necessário? O que você mudaria nos atendimentos que recebeu? O que manteria? Esse exercício mental pode ser de grande valia para o futuro da sua atuação.

Os profissionais da saúde devem ter ciência da importância da anamnese completa antes do início dos processos envolvidos na hemoterapia, pois as informações obtidas junto aos pacientes ou acompanhantes podem auxiliar na definição da conduta transfusional.

RECEBIMENTO DAS REQUISIÇÕES DE TRANSFUSÕES NA AGÊNCIA TRANSFUSIONAL

No ato do recebimento da requisição, os técnicos devem verificar os dados pessoais do paciente, registro hospitalar, localização, data de nascimento, tipo de hemocomponente, resultado laboratorial, peso e diagnóstico. Esses dados são o mínimo necessário, estipulados pelas normas da hemoterapia (Ministério da Saúde, Portaria de Consolidação nº 5, 2017) para o andamento no atendimento à transfusão. Ainda na presença de um funcionário da enfermagem no guichê, ou em situações de solicitações eletrônicas, entrar em contato imediatamente com a equipe de enfermagem para esclarecimento de falhas e realização dos ajustes na requisição de transfusão.

IMPORTANTE

A omissão de alguma informação acerca da história transfusional do paciente pode aumentar os riscos relacionados ao sangue transfundido.

A etapa inicial do processo é de vital importância para a sequência do atendimento, pois qualquer problema detectado a partir das próximas fases do preparo do sangue pode resultar em atrasos que, muitas vezes, levam o paciente a severos desconfortos, aumento do risco de vida e reclamações junto ao hospital e, consequentemente, ao banco de sangue.

Figura 1.1 – Formulário de requisição de transfusão: documento usado para registro e conferência dos dados dos pacientes

Dúvidas? Acesse:

REQUISIÇÃO DE TRANSFUSÃO (RT)

PRESERVA SANGUE

Transfusão Nº. SBS:

PREENCHER CORRETAMENTE E COM LETRA LEGÍVEL. PEDIDOS INCOMPLETOS NÃO SERÃO ATENDIDOS.

SOLICITAÇÃO MÉDICA

PACIENTE:

CPF: DN: / / IDADE: SEXO: PESO: Kg

NOME DA MÃE:

HOSPITAL: Nº: ( ) AMBULATORIAL ( ) SUS

PRONTUÁRIO: ENF/APT: LEITO: ( ) HOSPITALAR ( ) CONVÊNIO*

*Se convênio, especifique:

DIAGNÓSTICO: Hb: g/dL Ht: %

INDICAÇÃO: Plaq: /mm³ TAP/INR:

( ) ROTINA ( ) URGÊNCIA ( ) EMERGÊNCIA ( ) RESERVA: ____/____/____ TTPa/Rel: FIBR: mg/dL

HEMOCOMPONENTE SOLICITADO	QUANTIDADE	VOLUME	MEDICAMENTO PRÓ-COAGULANTE
CONCENTRADO DE HEMÁCIAS (CH)			
PLASMA FRESCO CONGELADO (PFC)			DOSE
CRIOPRECIPITADO (CRIO)			
PLAQUETAS (CP)			POSOLOGIA
( ) FENOTIPADO ( ) IRRADIADO ( ) DESLEUCOCITADO ( ) LAVADO			

TRANSFUSÕES PRÉVIAS: SIM ( ) QUANDO: NÃO ( ) GESTAÇÕES

REAÇÕES TRANSFUSIONAIS: SIM ( ) TIPO: NÃO ( ) G ( ) P ( ) A ( )

MÉDICO SOLICITANTE / CRM:

DATA: ____/____/____

ETIQUETA DE AMOSTRA

SBS

PF: ABO/RhD: ANTICORPOS: REAÇÕES TRANSFUSIONAIS:

FENOTIPAGEM: SOLICITAÇÃO: RESP:

TESTES

DATA DA AMOSTRA: / / COLHIDA AT ( ) RECEBIDA ( ) RESP:

ABO/RhD: PAI: ANTICORPO(S): RESP:

DATA	COMPONENTE	CÓDIGO PRODUTO	NÚMERO	FLAG	ABO/Rh	PC	TÉCNICO	ENTREGA/LIBERAÇÃO		TRANSFUSÃO		
								HORA	RESP	SIM	NÃO	DATA

DECLARAÇÃO DE RESPONSABILIDADE MÉDICA PARA TRANSFUSÕES EM SITUAÇÕES ESPECIAIS

( ) Autorizo a transfusão antes da conclusão das provas transfusionais em virtude da situação clínica do paciente caracterizando a situação de transfusão emergência. Estou ciente dos riscos transfusionais a que possa estar submetendo o(a) paciente acima referido(a) por autorizar tal conduta.

( ) Autorizo a transfusão com provas transfusionais incompatíveis em virtude da situação clínica de extrema gravidade do paciente e por estar ciente de que a incompatibilidade está provavelmente relacionado a uma situação de autoimunidade, desde que ABO/RhD compatível.

MÉDICO RESPONSÁVEL PELA AUTORIZAÇÃO

FORM. ATF 14 REV 007

Fonte: EducaSangue – Centro de Hematologia e Hemoterapia do Ceará – HEMOCE (2023).

CHECAGEM DO HISTÓRICO TRANSFUSIONAL DO PACIENTE NO BANCO DE SANGUE ANTES DA COLETA DAS AMOSTRAS

Uma vez atendida a etapa inicial do processo de verificação da requisição de transfusão, as equipes envolvidas iniciam o aprofundamento da checagem dos registros relacionados às transfusões anteriores, resultados da tipagem sanguínea, pesquisa de anticorpos irregulares, intercorrências com reações transfusionais e correlações entre o diagnóstico do paciente e os testes pré-transfusionais.

Devemos levar em conta também a verificação da disponibilidade de amostras recentes do paciente no banco de sangue, necessidade de nova coleta de amostras ou coleta de primeira amostra para a internação vigente. O acesso a determinadas informações nessa etapa do processo mitiga riscos de reações transfusionais e outros tipos de erros que impactam diretamente na condição clínica do paciente.

Geralmente, a preocupação maior é direcionada aos grupos sanguíneos ABO/RhD, porém é importante ressaltar o quão significativas são para o paciente as transfusões de hemocomponentes filtrados, irradiados, lavados e até aliquotados. Cada procedimento especial com o sangue minimiza intercorrências agudas ou tardias e eleva a qualidade e os efeitos esperados das transfusões de hemocomponentes (Lucchini *et al.*, 2022).

IMPORTANTE

Ao longo do processo de formação dos estudantes, os docentes precisam conscientizar os alunos a não ignorar as etapas iniciais do preparo das transfusões e fazê-los entender a complexidade das informações e associações envolvidas em um simples processo de checagem de dados pré-transfusionais.

Ao término da análise pormenorizada dos registros do paciente, três condições são esperadas para o andamento do atendimento da requisição: 1) o paciente já apresenta amostra coletada dentro de um período de 48 a 72 horas, não havendo assim motivo para nova coleta de amostras; 2) as amostras provenientes de requisições anteriores já ultrapassaram o prazo máximo de 72 horas, com necessidade de nova coleta; 3) na condição de internação recente, o paciente não possui amostras de sangue na atual internação.

COLETA DAS AMOSTRAS E OS DIFERENTES TIPOS DE TUBOS NECESSÁRIOS PARA OS TESTES PRÉ-TRANSFUSIONAIS

Concluídas as etapas de checagens iniciais da requisição e levantamento dos registros do paciente, o técnico realiza a coleta das amostras conforme a preconização do banco de sangue. Comumente, os serviços de hemoterapia priorizam dois tubos sem anticoagulante (tampa vermelha) para a extração do soro e apenas um tubo com anticoagulante (tampa roxa) para a disponibilização das hemácias e plasma do paciente.

IMPORTANTE

Não será detalhada aqui a técnica de flebotomia, mas ressalto a importância da preocupação com a biossegurança tanto dos pacientes quanto dos profissionais que executam tal função.

Na maioria das vezes, a coleta das amostras ocorre no leito do paciente e, antes do início da flebotomia, o técnico pergunta ao paciente a respeito do histórico transfusional e gestacional. Quando o paciente não apresenta nenhuma condição anteriormente citada, não haverá empecilho no preparo da transfusão, exceto em situações de presença de anticorpos de ocorrência natural na circulação sanguínea do paciente. No entanto, em situações de transfusão ou gestação prévias, os pacientes apresentam mais chances de possuir em seus históricos a formação de anticorpos e reações adversas à transfusão. Essas informações devem ser registradas em campos específicos das requisições e informadas em seu retorno ao banco de sangue para a equipe responsável pelo preparo da transfusão.

IMPORTANTE

Se o paciente não estiver consciente para transmitir as informações necessárias que contribuam para a segurança transfusional, o profissional pode conversar com o acompanhante ou entrar em contato com o banco de sangue dos hospitais nos quais foi relatado algum tipo de tratamento.

A anamnese realizada na beira do leito, costumeiramente, fornece subsídios para que equipes bem treinadas interpretem as condições atuais do paciente (cenário atual) e tomem as corretas decisões no preparo das transfusões, sejam elas em um novo contato com a equipe de enfermagem e/ou médicos ou medidas profiláticas na transfusão de hemácias (fenotipagem da bolsa de concentrado de hemácias).

COMO ATUAR NA UNIDADE DE INTERNAÇÃO E ABORDAR O PACIENTE NO LEITO

Agora que já conhecemos as prioridades e sabemos o que é importante extrair de informações do paciente, temos um novo desafio pela frente. Um profissional da saúde deve ser treinado para resolver todas as questões técnicas e interagir de forma rápida e consistente com outras equipes, sejam elas da enfermagem, médica, administrativa; além disso, deve saber interagir de forma eficiente e ágil com os pacientes e acompanhantes/familiares.

Obviamente que as diferentes áreas apresentam os seus jargões e peculiaridades na comunicação, e na hemoterapia as coisas não são diferentes. Mas a comunicação com o paciente atendido pelo técnico de hemoterapia precisa ser realizada da maneira mais clara possível, levando em consideração que as pessoas que não atuam na hemoterapia não conhecem as técnicas laboratoriais aplicadas aos testes pré-transfusionais, e muitas vezes não imaginam a dificuldade encontrada para a compatibilização de sangue, ou até mesmo a situação atual do estoque de sangue.

ATENÇÃO

Evite usar termos muito específicos da imuno-hematologia durante as interações com profissionais de outros setores, para que não ocorram dúvidas sobre questões técnicas exclusivas da hemoterapia.

Cabe ao profissional da hemoterapia elucidar dúvidas a respeito de alguma condição especial do paciente detectada em transfusões prévias, ou alguma demanda por hemácias fenotipadas para antígenos de alta frequência na população local, levando a demora da disponibilização da transfusão. Muitos fatores podem contribuir para possíveis atrasos ou outras complicações transfusionais, e o técnico tem como atribuição explicar os motivos antecipadamente para a equipe de enfermagem de maneira clara e assertiva. Essas ações prévias reduzem questionamentos posteriores e perda de tempo com a comunicação no momento do preparo da transfusão. O simples gesto de se comunicar bem fornece elementos para que a equipe de enfermagem possa alertar o paciente e ajudar a diminuir a ansiedade pela transfusão.

O formato de comunicação com os pacientes não foge muitos dos padrões necessários com as equipes, guardadas as devidas proporções: como dissemos, o técnico deve manter a clareza e assertividade na comunicação, porém renunciando às tecnicalidades. Lembrando que o objetivo desta comunicação é acalmar o paciente que, muitas vezes, não recebe bem a notícia da transfusão, pois ainda existem mitos sobre as transfusões sanguíneas de uma forma geral. A confiança e assertividade do profissional, na maioria das ocasiões, conforta e acalma o paciente, e é nesse momento que são colocados em prática os seus valores como profissional.

Algumas indagações por parte do paciente podem ser muito críticas, e uma delas é sobre o risco que envolvem as transfusões. Nesse momento, não podemos omitir dados importantes, pois, atualmente, com o advento das tecnologias e internet, a informação fica acessível a quem buscá-la, e o profissional não pode cair em descrédito com o paciente.

COMO O PROFISSIONAL DA HEMOTERAPIA SAI DESSA SITUAÇÃO?

A melhor coisa que se tem a fazer é destacar o rigor dos processos de registros e checagens, tanto no banco de sangue quanto com a equipe de enfermagem; a qualidade dos reagentes empregados para as testagens; e a qualificação e treinamento dos profissionais envolvidos no processo. Não existe a possibilidade de tentar ludibriar o paciente ou omitir informação. Quando decidem optar pela transfusão, os médicos devem informar aos pacientes, durante a visita médica ou em algum outro momento, os riscos e benefícios que envolvem o ato transfusional. A partir dessas interações, você pode começar a entender como as rotinas em um hospital estão interligadas e dependem da participação de muitos envolvidos.

REGISTROS NO PRONTUÁRIO DO PACIENTE

Após o término da coleta das amostras, detalhamento do processo de teste pré-transfusional e esclarecimento das informações referentes à transfusão para o paciente e equipe de enfermagem, o técnico tem como atribuição a realização das anotações no prontuário do paciente (físico ou digital) acerca da coleta das amostras, horário da coleta e qualquer outra observação que julgue necessária.

Cabe também ao técnico confirmar, antes da coleta das amostras, se o médico informou no prontuário qual modalidade de transfusão (concentrado de hemácias, plasma, crioprecipitado ou plaquetas), quantidade, dose, volume e tempo de transfusão. Se alguma informação estiver incompleta, a equipe de enfermagem deve ser informada imediatamente, para que a sequência dos testes pré-transfusionais seja realizada na agência transfusional do banco de sangue.

Figura 1.2 – Registro das informações no prontuário do paciente: os registros são feitos imediatamente após o atendimento ao paciente e qualquer intercorrência deve ser informada aos profissionais

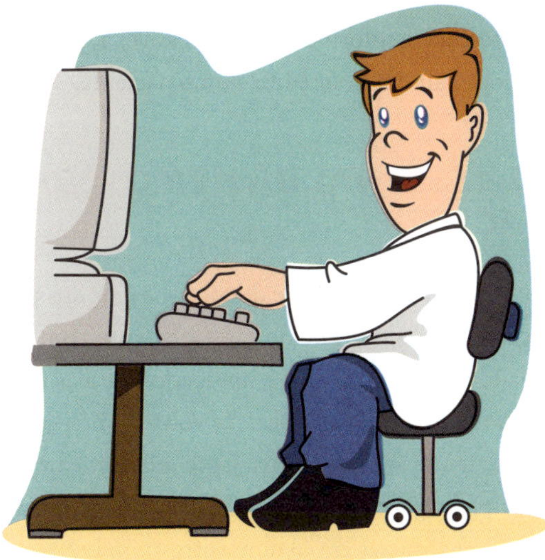

ARREMATANDO AS IDEIAS

- *A anamnese é o primeiro passo para a realização do preparo seguro e consciente de uma transfusão de hemocomponente.*
- *Não é possível dar sequência no atendimento de uma requisição de transfusão que apresente inconsistências no preenchimento.*
- *A verificação do histórico transfusional do paciente pode fornecer informações importantes na interpretação da especificidade dos anticorpos presentes na circulação sanguínea do paciente.*
- *A coleta de amostras pré-transfusionais só pode ser realizada após várias etapas de checagem das requisições e prontuário do paciente.*
- *A postura assertiva do técnico de hemoterapia ao lidar com os pacientes pode atenuar questionamentos a respeito dos procedimentos transfusionais.*
- *Os registros realizados nos prontuários e nos arquivos do banco de sangue devem ser condizentes com a situação atual do paciente.*

CAPÍTULO 2

Conferência das requisições de transfusões após a coleta das amostras de sangue

A checagem das informações e da identificação das amostras tem uma importância fundamental no dia a dia do profissional dessa área da saúde. Pense nas possíveis consequências de um erro nessa etapa: o que poderia acontecer? Quais seriam os problemas causados? E como você deve agir para evitar esse tipo de situação? Você conhece algum caso em que esse tipo de erro aconteceu? O que poderia ter sido feito para evitar o transtorno?

O recebimento e a checagem das requisições após a coleta exigem muita agilidade na resolução dos problemas e diminuição do principal motivo de transfusão incompatível: troca de amostras.

Como todas as outras etapas dos processos desenhados na rotina de um banco de sangue, as etapas de checagens das requisições de transfusão e identificação das amostras são importantes e diretamente relacionadas ao risco de transfusão incompatível. Reforço que o mais temido erro que possa ser cometido em um banco de sangue, a transfusão ABO incompatível, geralmente decorre de falhas humanas. Todas as estratégias idealizadas pelas equipes de gestão e técnica visam minimizar as chances de erros ao percentual o mais próximo possível de zero. Mesmo com todas as etapas de minuciosas checagens e conferências, os erros transfusionais fatais estão atrelados à falha humana (Vilar *et al.*, 2020).

VERIFICAR A PRESENÇA DE TODOS OS RESULTADOS DE EXAMES LABORATORIAIS NA REQUISIÇÃO DE TRANSFUSÃO

Independente do formato da rotina do banco de sangue, o técnico de hemoterapia, no momento do recebimento das amostras e requisição da transfusão, obrigatoriamente realiza uma nova conferência de todos os dados do paciente, resultados dos exames clínicos, diagnóstico e quantidade de hemocomponentes solicitados.

Em muitas situações, o próprio técnico realiza a checagem inicial da requisição de transfusão e se encaminha para a coleta das amostras, conforme citado no capítulo anterior. De qualquer forma, antes do início da preparação dos reagentes e tubos/cartões, uma nova checagem sempre estará prevista no procedimento operacional padrão (POP). Em algumas situações, os resultados do laboratório clínico não são informados na requisição e, mesmo que já estejam disponíveis no sistema informatizado do hospital, será necessária a inserção dos resultados condizentes com a requisição por parte da equipe médica e/ou da enfermagem para que a transfusão seja liberada ao paciente.

ATENÇÃO

Nunca inicie o preparo de uma transfusão sem a requisição de transfusão – exceto em casos de extrema urgência.

CHECAGEM DA ASSINATURA DO MÉDICO NA REQUISIÇÃO DE TRANSFUSÃO

Um dos itens mais importantes atribuídos à checagem inicial de uma requisição solicitada manualmente é a presença da assinatura e carimbo do médico responsável pela solicitação do sangue. Independentemente de qualquer situação, o técnico de hemoterapia não poderá dar sequência no atendimento caso a requisição não esteja assinada e carimbada. Nesses casos, a conduta esperada do técnico é chegar a uma resolução o mais rápido possível, contatando a equipe de enfermagem ou o próprio médico solicitante e informando a ocorrência.

Figura 2.1 – As requisições somente serão atendidas após a confirmação da assinatura do médico

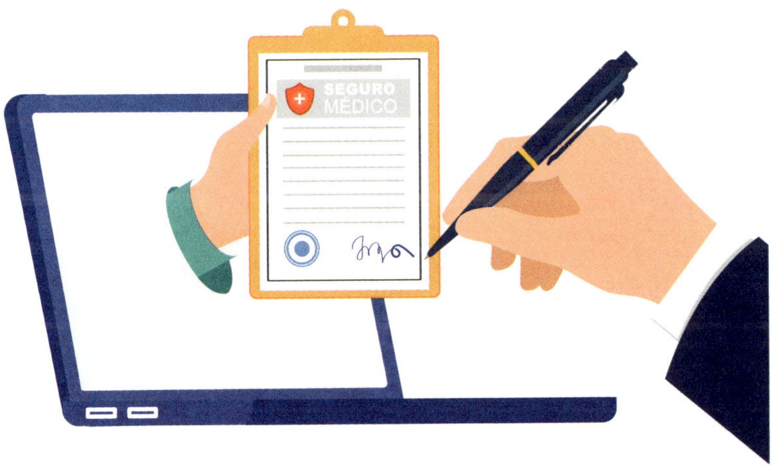

Pode parecer uma questão simples de resolver, mas, muitas vezes, a ausência da assinatura e carimbo pode gerar atrasos significativos no início da transfusão. Vamos lembrar que, se um paciente necessita de sangue, é porque a saúde está fragilizada e possivelmente algum sintoma foi apresentado e precisa ser corrigido. Nunca podemos esquecer que por trás de uma solicitação de transfusão existe uma pessoa que depende das habilidades e conhecimentos dos profissionais da saúde; é nesse momento que devemos provar os nossos valores e ética ao realizar o melhor atendimento possível e de forma rápida e eficiente.

ASSINATURA DO PACIENTE/ACOMPANHANTE NO TERMO DE CONSENTIMENTO PARA A TRANSFUSÃO DE SANGUE

Os procedimentos em hemoterapia (transfusão de sangue e sangria terapêutica) são procedimentos que necessitam a aplicação de Termo de Consentimento Livre Esclarecido (TCLE) aos pacientes. Essa obrigatoriedade não é uma prerrogativa da **Portaria de Consolidação número 5 da saúde de 2017** e da **RDC número 158 de 2016** que dispõem sobre as **Boas práticas no ciclo do sangue no Brasil**. Estas são exigências do **Código de ética médica**, na resolução CFM nº 1.931/2009 em seu capítulo IV, de direitos humanos, que diz:

> *É vedado ao médico:*
>
> *Art. 22. Deixar de obter consentimento do paciente ou de seu representante legal após esclarecê-lo sobre o procedimento a ser realizado, salvo em caso de risco iminente de morte.*
>
> *Art. 24. Deixar de garantir ao paciente o exercício do direito de decidir livremente sobre sua pessoa ou seu bem-estar, bem como exercer sua autoridade para limitá-lo.*

Isso quer dizer que não é possível realizar uma transfusão de sangue, seja qual for o hemocomponente, caso o paciente ou o responsável não a autorize previamente.

IMPORTANTE

As equipes de assistência podem auxiliar os técnicos de hemoterapia na coleta da assinatura do TCLE.

Todo serviço de hemoterapia deverá elaborar e disponibilizar um documento em que constem todas as informações e riscos acerca das transfusões e a assinatura de autorização. Nessa etapa do processo de atendimento, o técnico necessitará apresentar linguagem assertiva e, se for o caso, explicar situações que possam vir a ocorrer com o paciente, explanar dúvidas sobre os diferentes tipos sanguíneos que existem, resultados sorológicos das bolsas e riscos de soro conversão. Por conta dessas situações, os profissionais necessitam de treinamento constante e intenso, além de apresentar valores e atitudes alinhados com a realidade mercadológica atual.

ARREMATANDO AS IDEIAS

- *As transfusões ABO incompatíveis, em sua maioria, estão relacionadas a falhas humanas na checagem de requisições transfusionais e identificação do paciente no leito.*
- *O preparo das transfusões pode acontecer sem a assinatura prévia do TCLE, porém a efetivação da transfusão não pode ocorrer até a formalização da documentação.*
- *Os serviços de hemoterapia disponibilizam o TCLE nas agências transfusionais de cada serviço e treinam os funcionários para a coleta da assinatura e demais esclarecimentos.*

CAPÍTULO 3

Verificação dos aspectos visuais das amostras

O recebimento das amostras de sangue no laboratório é uma etapa de baixa complexidade na rotina dos profissionais da hemoterapia. Você consegue visualizar a importância dos aspectos das amostras? Por que, em algumas situações, as amostras podem estar com alteração na consistência e coloração? Observar essas questões no início dos processos de preparo do sangue ajuda a diminuir os riscos pertinentes às transfusões.

Os serviços de hemoterapia têm como característica a vastidão de processos técnicos aliados à excelente execução prática de todas as etapas, obrigatoriamente detalhada no procedimento operacional padrão (POP).

O momento do recebimento das amostras de sangue é um dos pontos fundamentais desses processos, pois, independentemente do nível de treinamento e conhecimento teórico-prático das equipes, essa etapa dependerá da atenção e da conduta das pessoas envolvidas no recebimento.

INSPEÇÃO VISUAL DAS AMOSTRAS

O recebimento das amostras consiste em checar as etiquetas, a escrita ou impressão dos dados pessoais do paciente, possíveis falhas na impressão dos dados, tipos de tubos, quantidade de tubos, volume das amostras e confrontar com os registros da requisição de transfusão.

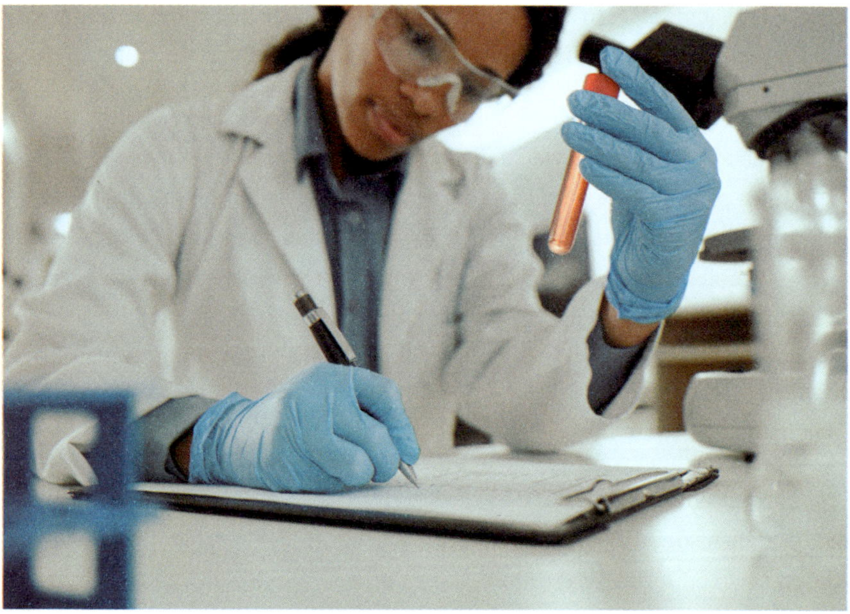

Checagem das informações: os dados constantes nas amostras devem ser os mesmos da requisição de transfusão.

CONDUTA EM CASO DE ERROS

Em qualquer situação de inconsistência nas informações do paciente, o solicitante deverá ser notificado imediatamente, e, se for o caso, a requisição necessitará de ajustes. Em situações mais extremas, o banco de sangue deverá reter e descartar as amostras e realizar uma nova coleta.

IMPORTANTE

É necessário solicitar a coleta de nova amostra quando o aspecto visual das amostras estiver fora do esperado

Neste ponto do processo, os profissionais têm de ser treinados para realizar uma comunicação assertiva e cortês, pois trata-se de uma situação crítica e passível de conflitos com profissionais de outros setores do hospital.

Sabemos que a coleta de amostras de pacientes pode apresentar grande demanda de tempo devido à disponibilidade de acessos venosos e resistência dos pacientes em permitir a coleta de sangue. Apesar dessas questões gerarem transtornos aos plantonistas da assistência ao paciente, o profissional da hemoterapia precisa seguir as determinações das agências reguladoras e não permitir que os testes pré-transfusionais sejam realizados com amostras que não apresentaram cem por cento de conformidade no quesito dos registros.

Cabe ao serviço de hemoterapia desenvolver estratégias de treinamento para os funcionários com foco na resolução de situações críticas e entendimento dos riscos associados aos erros de checagem e as consequências de transfusões ABO incompatíveis.

IMPORTANTE

Independente da estrutura organizacional da empresa, em muitas situações operacionais, os processos contam exclusivamente com a atenção do técnico de hemoterapia na verificação dos dados.

ARREMATANDO AS IDEIAS

- *As informações registradas manualmente nos tubos devem apresentar clareza e ausência de rasuras e de abreviaturas.*
- *A comunicação sobre a necessidade de coletar nova amostra por erro de identificação deve ser realizada no ato da entrega da requisição.*
- *As amostras identificadas erroneamente devem ser descartadas nos reservatórios destinados para este fim no laboratório do banco de sangue.*
- *Os tubos não podem ter as etiquetas removidas e ser identificados novamente.*

CAPÍTULO 4

Centrifugação das amostras e separação dos elementos do sangue

Todo o cuidado é necessário na manipulação das amostras, tanto do ponto de vista de biossegurança quanto na organização da bancada e pareamento com as requisições de cada paciente. Você compreende os riscos que existem quando os equipamentos não são operados conforme as orientações dos fabricantes? Sabia que a sua conduta pode impactar os colegas de plantão e os pacientes?

Com tudo checado e todas as inconsistências eliminadas, inicia-se a etapa de manuseio das amostras. Nesse momento, os profissionais são muito exigidos, tanto em atenção quanto em equilíbrio emocional. Todas as pessoas envolvidas com a hemoterapia sabem que preparar uma transfusão de sangue gera muita pressão relacionada a tempo e exigência de 100 por cento de acerto.

Infelizmente, não existe nenhum processo técnico sem risco de falhas, e por isso é fundamental que o profissional mantenha foco e atenção voltados aos detalhes do trabalho. Os antídotos para a tensão que pode ocorrer nesses processos são: bom treinamento, entendimento das bases teórico-científicas, atenção na realização dos testes e boas condições de trabalho. Pessoas bem treinadas e amparadas pelos gestores tendem a trabalhar com maior assertividade e confiança, reduzindo, assim, a possibilidade de falhas técnicas que impactam diretamente a saúde dos pacientes.

OPERACIONALIZAÇÃO DA CENTRÍFUGA, VELOCIDADE E TEMPO DE CENTRIFUGAÇÃO

A centrifugação envolve alguns conhecimentos básicos obtidos na literatura ou no treinamento constante, nas instituições de ensino e nos serviços de hemoterapia.

Essa prática é de simples execução, desde que os profissionais entendam a necessidade de rigor no posicionamento dos tubos na centrífuga, adequação dos volumes das amostras e o emprego da voltagem correta do equipamento, além do tempo e velocidade adequados à necessidade dos procedimentos com o sangue.

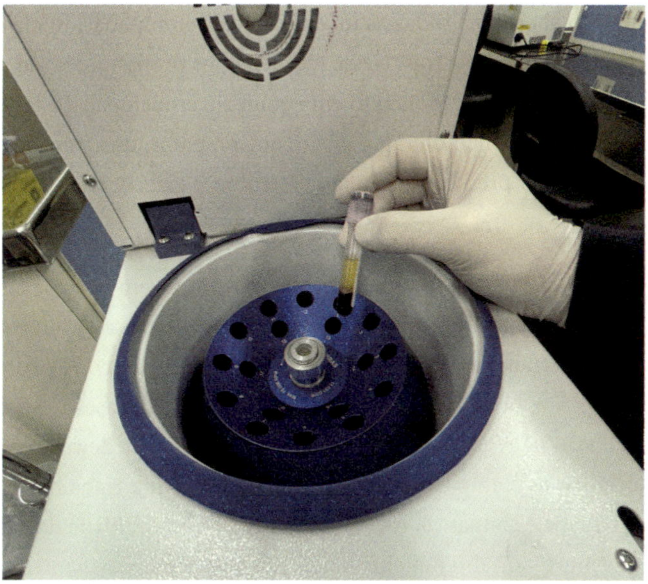

Centrifugação dos tubos de amostras: o posicionamento dos tubos pode influenciar na descalibração da centrífuga e gerar acidentes com as amostras.

Fonte: Laboratório de Hemoterapia – Senac Tiradentes (acervo do autor).

A foto demonstra o correto alinhamento dos tubos para evitar excessiva trepidação que pode levar ao rompimento dos tubos, extravasamento do sangue, risco de acidentes e contaminação do ambiente e dos profissionais presentes no local.

O preparo inicial das amostras para os testes imuno-hematológicos necessita de centrifugação na velocidade de 3400 rpm (rotações por minuto) durante 3 minutos para que os elementos do sangue sejam separados e manipulados. O tempo de centrifugação pode variar de acordo com a técnica usada nos testes imuno-hematológicos (15 segundos; 1 minuto; e 3 minutos).

PREPARO DOS TUBOS DE TESTE

Chegamos ao ponto onde o técnico inicia a separação e organização da estante de tubos. Essas etapas são de extrema importância no preparo correto das transfusões, pois trocas de amostras são mais difíceis de ocorrer em ambientes organizados e padronizados para todas as pessoas envolvidas nessas rotinas que são o carro-chefe de um banco de sangue.

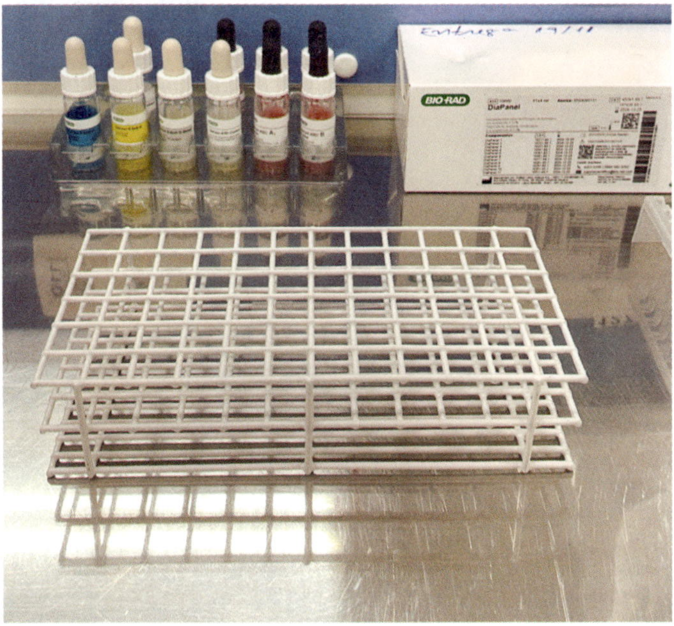

Estante de tubos: bancada de trabalho destinada a realização dos testes pré-transfusionais e identificação de anticorpos.

Fonte: Laboratório de Hemoterapia – Senac Tiradentes (acervo do autor).

A gestão do tempo é um importante quesito para administrar nos laboratórios de preparo de transfusão. Muitas vezes, os pacientes apresentam urgência no recebimento da transfusão por causa de sérios desconfortos clínicos (dispneia, fraqueza, hipotensão, risco de AVC, etc.), e cabe ao serviço de hemoterapia realizar os atendimentos de maneira rápida e segura. Por conta disso, os técnicos iniciam a organização da estação de trabalho logo após a centrifugação das amostras de sangue, por meio da numeração e identificação dos tubos com o número sequencial das requisições de transfusão e nome do paciente.

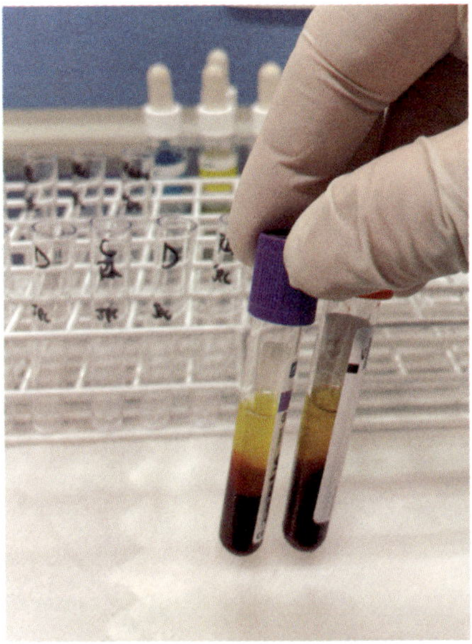

Identificação e organização dos tubos: as estantes devem ser organizadas de tal forma que seja viável trabalhar com mais de um paciente por vez.

Fonte: Laboratório de Hemoterapia – Senac Tiradentes (acervo do autor).

Independentemente do formato do treinamento aplicado aos técnicos, a requisição de transfusão, a bolsa de sangue e os tubos de teste devem estar sempre posicionados de uma forma que evidencie a qual paciente pertencem os testes imuno-hematológicos.

Saliento que, na maioria das vezes, os profissionais preparam mais de uma solicitação de transfusão por vez, e a demanda de pedidos não pode impactar a qualidade do serviço prestado, muito menos causar risco ao paciente.

IMPORTANTE

O ambiente de trabalho deve ser adequado ao nível de concentração do técnico com o máximo possível de silêncio e sem fontes de distração, ótimos reagentes e equipamentos de qualidade.

SEPARAÇÃO DOS ELEMENTOS DO SANGUE (PLASMA, HEMÁCIAS E SORO)

Ao término da centrifugação, os tubos de amostras de sangue devem ser retirados com cuidado da centrífuga, para evitar contaminação (mistura) do plasma/soro com hemácias. Caso não seja evitada a contaminação, uma nova centrifugação poderá ser feita para sedimentar as hemácias em suspensão no tubo teste.

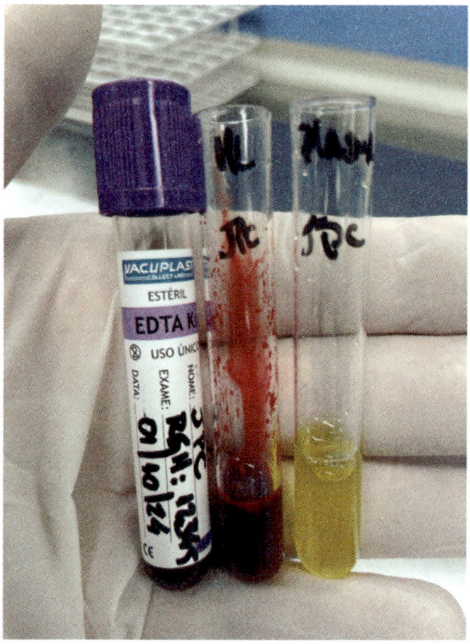

Separação dos elementos do sangue: tubos identificados com as iniciais do paciente e diferentes conteúdos do sangue (HL- hemácia lavada e plasma).

Fonte: Laboratório de Hemoterapia – Senac Tiradentes (acervo do autor).

Antes da distribuição dos elementos do sangue para os tubos de teste, o técnico deve fazer uma nova checagem dos dados do paciente contidos nas amostras e confrontá-los com a requisição de transfusão e tubos identificados na estante. Uma vez que tudo esteja organizado e checado, a pessoa responsável pela transfusão, e somente ela, abre as tampas das amostras e inicia a separação dos elementos do sangue para os respectivos tubos de teste.

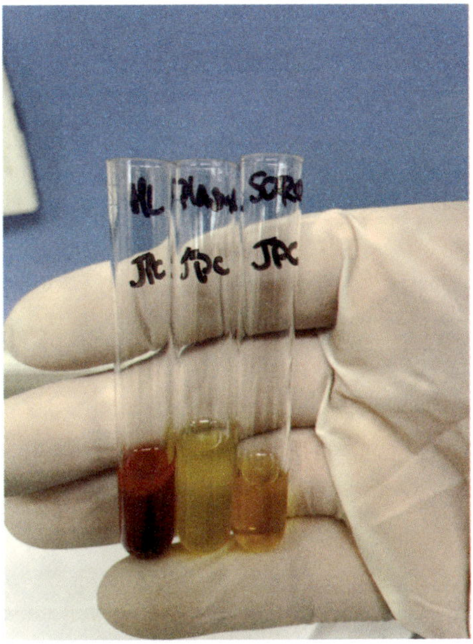

Separação total dos elementos do sangue: tubos identificados com as iniciais do paciente e diferentes conteúdos do sangue (HL- hemácia lavada, plasma e soro).

Fonte: Laboratório de Hemoterapia – Senac Tiradentes (acervo do autor).

IMPORTÂNCIA DA ORGANIZAÇÃO E PADRONIZAÇÃO DA ESTAÇÃO DE TRABALHO

Um dos maiores desafios, tanto para os docentes quanto para a coordenação de área da hemoterapia, é manter os alunos e técnicos alinhados à padronização proposta para a execução dos testes imuno-hematológicos no preparo do sangue.

ATENÇÃO

Siga sempre a padronização previamente estabelecida pelos gestores da área técnica e use os POPs para sanar as dúvidas técnicas.

Na condição de docente, tenho o papel de mostrar a necessidade de iniciar as atividades práticas ciente da importância da organização, da limpeza das bancadas, do autocuidado com foco na diminuição dos acidentes com amostras biológicas e da atenção aos riscos de troca de amostras e erros de transcrição de resultados.

Na instituição Senac, desenvolvemos muito as práticas simuladas, e o reforço em relação à dupla checagem e ao foco no trabalho em equipe é constante. Ao longo da formação técnica, é fundamental salientar a necessidade de correta identificação dos tubos, trabalho em dupla, cooperação com o plantão, manutenção de um ambiente silencioso e, para todos os testes, a realização da dupla checagem antes da liberação do laudo. No mercado de trabalho, os técnicos recém-formados recebem novo treinamento para adequação à rotina local e atendimento das necessidades do contratante. Porém, ainda nos cursos, é essencial desenvolver atividades similares às rotinas dos principais bancos de sangue, para evitar o distanciamento entre a realidade estudantil e a profissional.

ARREMATANDO AS IDEIAS

- *A manipulação das amostras adiciona mais um cuidado aos técnicos de hemoterapia em suas atribuições, pois o risco biológico no ambiente laboratorial entra em cena e uma série de adequações e precauções são necessárias para evitar problemas futuros.*
- *A organização dos tubos nas bancadas é outro fator que pode contribuir para a mitigação ou não dos riscos transfusionais. Por isso, é necessário muito treinamento durante a formação do profissional, e os docentes devem expor as principais questões relacionadas à segurança do paciente.*
- *A precisão na identificação dos tubos e o posicionamento de cada um deles na bancada de acordo com as rotinas estipuladas pelos gestores dos bancos de sangue é crucial.*
- *A separação dos elementos do sangue deve ser realizada de maneira individual e com muita atenção para que não haja troca de resultados e os possíveis desfechos negativos.*

CAPÍTULO 5

Lavagem das hemácias e preparo da suspensão para os métodos em tubo e gel teste

A lavagem das hemácias é uma das principais etapas relacionadas ao preparo das amostras e é de suma importância para as condições exigidas nos eventos moleculares de hemaglutinação. Você sabia que a técnica de tipagem em tubo obriga a lavagem das hemácias para a realização de hemaglutinação? Saiba que seguir o protocolo de uma técnica previamente determinada é o dever de todo profissional de laboratório.

Iniciamos a segunda etapa da manipulação das amostras e, com tudo certo e organizado, entra em cena a lavagem das hemácias, um processo extremamente importante para a execução técnica e o alcance dos objetivos (proporcionar um ambiente adequado para o acontecimento da reação antígeno-anticorpo).

Os testes imuno-hematológicos consistem em promover o acesso do anticorpo ao seu respectivo antígeno, localizado na superfície das hemácias. Para que isso ocorra, o técnico deve apresentar o máximo de rigor em todas as etapas de lavagem das hemácias, preparo das suspensões e garantia da correta proporção de antígenos e anticorpos nas reações realizadas em tubo ou gel.

Figura 5.1 – Hemaglutinação: formação do complexo antígeno-anticorpo resultando na aglutinação das hemácias

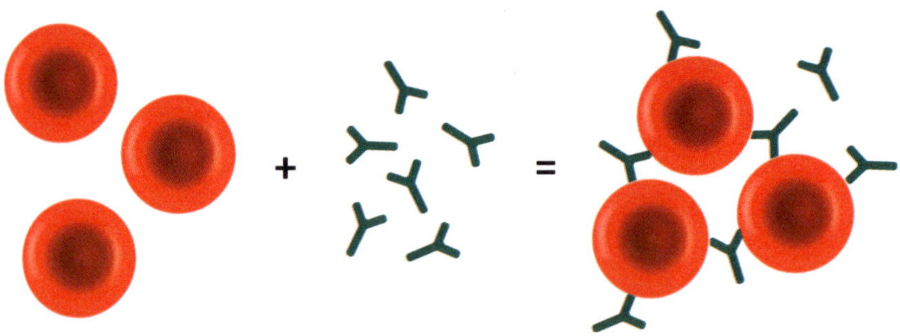

QUAL É A IMPORTÂNCIA DA LAVAGEM DAS HEMÁCIAS PARA OS TESTES EM TUBO E GEL?

Muitos fatores estão envolvidos na reação antígeno-anticorpo, como: ligações químicas não covalentes, forças de repulsão, avidez (força de ligação) dos anticorpos e pH do meio líquido (Abbas; Lichtman; Pillai, 2019). Na hemaglutinação, a quantidade e disposição dos antígenos na superfície das hemácias, as substâncias presentes no plasma e/ou a centrifugação incorreta podem alterar os resultados reais.

As proteínas plasmáticas presentes em grandes quantidades nas amostras de sangue podem ser apartadas das hemácias por etapas sequenciais de lavagens, que consistem em adicionar grandes volumes de solução fisiológica 0,9% nos tubos que contém as hemácias-teste.

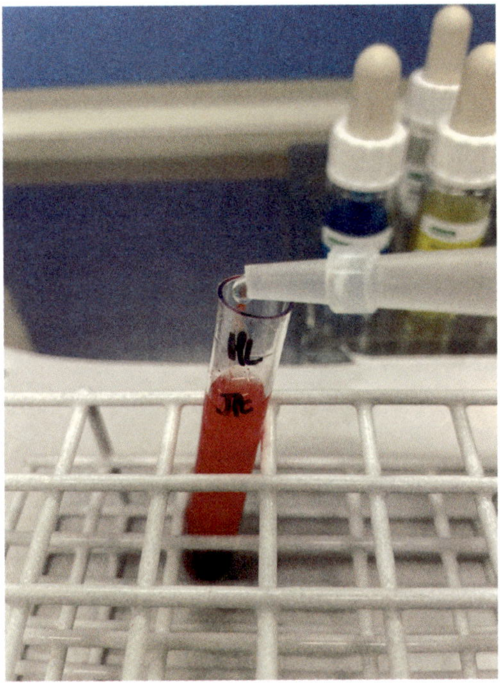

Lavagem das hemácias: adição de solução fisiológica (NaCl 0,9%) no tubo com as hemácias-teste.

Fonte: Laboratório de Hemoterapia – Senac Tiradentes (acervo do autor).

A lavagem das hemácias é obrigatória para os testes imuno-hematológicos em tubo (Brecher, 2005), e dispensada para os testes em gel. No entanto, é consenso entre os imuno-hematologistas mais experientes e cautelosos que a lavagem das hemácias também é bem-vinda para a execução dos testes na técnica em gel.

LAVAGEM DAS HEMÁCIAS NA ROTINA DE TIPAGEM DE NEONATOS

Na rotina de tipagem de sangue, as amostras de recém-nascidos obtidas de sangue de cordão, independentemente do método aplicado, deverão ser lavadas de seis a oito vezes com grandes volumes de solução fisiológica, para a retirada de uma substância chamada "geleia de Wharton" (mucopolissacarídeo), presente no cordão umbilical.

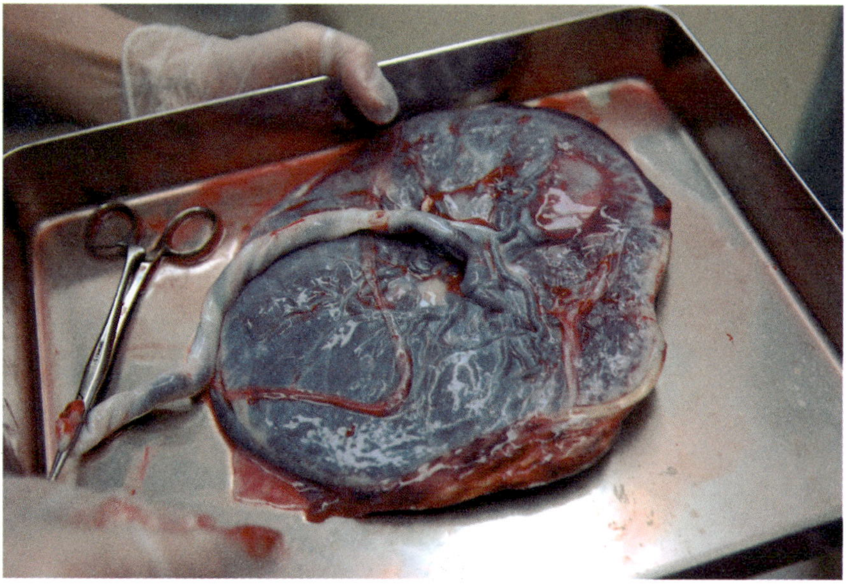

Placenta e cordão umbilical: as amostras de sangue de recém-nascidos são coletadas do cordão umbilical.

PREPARO DAS SUSPENSÕES DE HEMÁCIAS EM TUBO E GEL

Independente da metodologia empregada nos laboratórios de imuno-hematologia e agência transfusional, a elaboração da suspensão de hemácias é um ponto extremamente crítico para a sequência dos testes, e embaso essa afirmação nos conceitos muito bem definidos na imunologia nomeados como prozona (excesso de anticorpos) e pós-zona (excesso de antígenos) (Abbas; Lichtman; Pillai, 2019). A perda do equilíbrio entre as proporções previamente definidas dos elementos envolvidos na aglutinação pode gerar falsos resultados e interpretações distorcidas das tipagens sanguíneas.

Os testes imuno-hematológicos realizados em tubo requerem suspensões de hemácias em concentrações de 3 a 5%; já os testes realizados em gel necessitam de suspensões de 0,8 a 1%. As diferentes concentrações ocorrem pela sensibilidade específica de cada método.

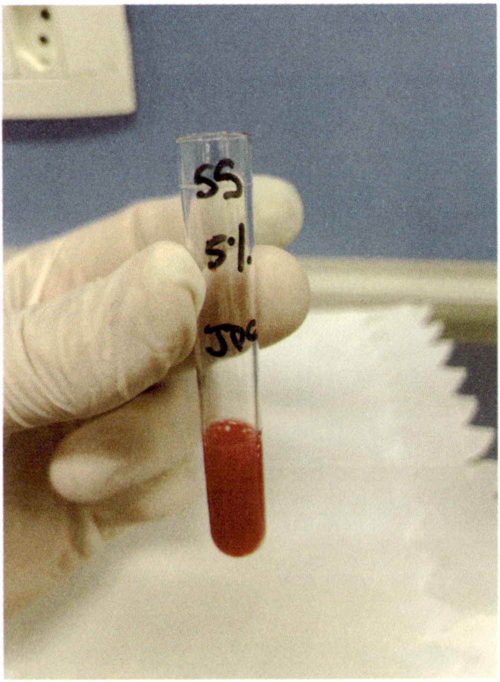

Suspensão de hemácias 5%: concentração de hemácias preconizada para os testes em tubo.

Fonte: Laboratório de Hemoterapia – Senac Tiradentes (acervo do autor).

ARREMATANDO AS IDEIAS

- *A lavagem das hemácias é um procedimento simples e rápido que ajuda a eliminar grande parte das proteínas plasmáticas que podem formar barreiras e impedir o acesso do anticorpo aos antígenos e comprometer a aglutinação.*
- *Os testes em tubo requerem obrigatoriamente a lavagem das hemácias para a realização das técnicas.*
- *Os fabricantes dos testes em gel não indicam como obrigatória a realização das etapas de lavagem das hemácias para a determinação de ausência ou presença de antígenos eritrocitários.*
- *As suspensões de hemácias devem ser realizadas respeitando as concentrações preconizadas pelos fabricantes, uma vez que a perda do equilíbrio entre anticorpos e antígenos pode culminar em ausência de aglutinação visível a olho nu.*

CAPÍTULO 6

Realização da tipagem direta e reversa e os resultados esperados conforme os grupos sanguíneos

Eis que chegamos ao principal e mais conhecido teste imuno-hematológico!

Câmara de Poá denuncia erros em exames laboratoriais da rede municipal

Comissão de vereadores está investigando o problema denunciado por uma moradora. A mulher fez dois exames e teve dois tipos sanguíneos diferentes como resultado.

Fonte: G1 (Câmara [...], 2024).

Justiça condena laboratório por erro em diagnóstico de tipo sanguíneo

por CMA — publicado 19/03/2020

Fonte: Tribunal de Justiça do Distrito Federal e dos Territórios (2020).

Erro de diagnóstico em exame de tipagem sanguínea – consequências irreversíveis – dano moral

O erro de diagnóstico em exame laboratorial, gerador de consequências gravíssimas à saúde de criança, sofrimento prolongado e instabilidade na estrutura familiar, caracteriza falha na prestação do serviço e enseja reparação por danos morais.

Fonte: Tribunal de Justiça do Distrito Federal e dos Territórios (2020).

Por essas manchetes, é fácil ver a importância do diagnóstico correto desses exames e os transtornos que erros podem causar, até mesmo do ponto de vista legal. Um bom profissional deve estar sempre atento e entender bem suas responsabilidades.

O teste de tipagem sanguínea é realizado por muitos estudantes de graduação e pós-graduação de diversas áreas das ciências biológicas, ensino médio, técnicos em saúde e é amplamente conhecido pela sociedade. No entanto, muitas vezes a sua técnica não é compreendida e interpretada como deveria ser. Ainda sofremos do mal da desinformação sobre os sistemas de grupos sanguíneos e, em muitas situações, ainda presenciamos algumas falas apenas em referência aos sistemas ABO e Rh. Ledo engano, caro leitor! Muitas outras substâncias estão presentes na superfície das hemácias e podem ser testadas e observadas pelos profissionais da hemoterapia.

Até o momento, são conhecidos 47 sistemas de grupos sanguíneos, mas vamos iniciar pela abordagem teórico-prática do primeiro sistema a ser descoberto, o mais crítico do ponto de vista transfusional e o mais letal de todos quando em situação de incompatibilidade: Sistema de Grupo Sanguíneo ABO.

Adentramos agora as entranhas dos laboratórios dos serviços de hemoterapia e vamos explicitar os pontos críticos na execução, organização, checagem, conhecimento teórico-científico, atitudes e valores dos profissionais atuantes.

A tipagem sanguínea é um teste de fácil execução, porém não admite falhas e negligências dos profissionais envolvidos. A realização dos testes rotineiros de um banco de sangue ocorre de forma sequencial e depende da boa execução e conduta de mais de um profissional, em vários momentos; esses fatores demandam muito treinamento e monitoramento constante das equipes gestoras.

PREPARO E IDENTIFICAÇÃO DOS TUBOS DE TESTE (DIRETA E REVERSA) E IDENTIFICAÇÃO DOS DADOS DO PACIENTE

Voltando ao capítulo 4, em que falamos da organização na disposição dos tubos de ensaio e amostras, iniciamos a fase de identificação dos tubos de acordo com os testes realizados na tipagem a partir da separação dos elementos do sangue, lavagem das hemácias e suspensão de hemácias conforme o método empregado.

Para realizar a tipagem sanguínea, os técnicos necessitam de muito treinamento prático e grande embasamento teórico, além de estarem cientes da responsabilidade que têm em mãos. Os cursos devem destinar muitas horas de aulas expositivas e práticas sobre esse assunto aos estudantes, e é preciso que os docentes reforcem a importância da compreensão das etapas dos testes e da excelência na execução.

Voltando aos tubos, agora chegou o momento em que o profissional da hemoterapia os organiza e os identifica conforme os dados do paciente/doador. Geralmente, os bancos de sangue treinam seus funcionários para identificar os tubos com as iniciais dos nomes dos pacientes e o nome do anticorpo a ser testado.

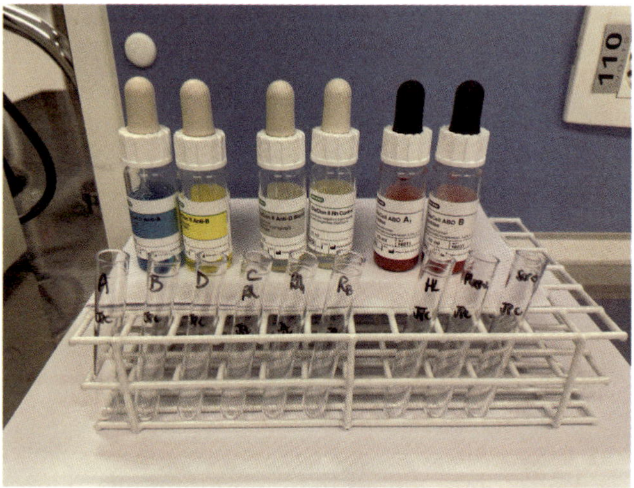

Estante de tubos: bateria de tubos organizadas para a realização da tipagem sanguínea.

Fonte: Laboratório de Hemoterapia – Senac Tiradentes (acervo do autor).

PROPORÇÕES DOS VOLUMES DE GOTAS E ANTICORPOS DISPENSADOS NOS TUBOS E GEL TESTE

Os diferentes métodos requerem volumes diferentes de hemácias em suspensão e anticorpos. A tipagem em tubo é a mais difundida nas rotinas de banco de sangue e laboratório de análises clínicas, não somente pelo custo menor, como também por ser a técnica padrão-ouro.

As tipagens realizadas em gel teste apresentam resultados fidedignos, são adaptadas aos equipamentos automatizados e podem ser realizadas em alta demanda; porém ainda esbarramos no alto custo operacional, que muitos bancos de sangue de pequeno e médio porte não conseguem manter.

Para os testes em tubo: utilizamos suspensão de hemácias com solução fisiológica a 0,9% (950 microlitros de solução fisiológica + 50 microlitros de hemácias lavadas) em que pipetamos 50 microlitros da suspensão das hemácias-teste e 50 ou 100 microlitros do anticorpo correspondente ao tubo identificado.

ATENÇÃO

Os diluentes e a concentração das suspensões de hemácias diferem nas duas metodologias.

Os testes em gel apresentam algumas peculiaridades relacionadas às adequações ao método: suspensão de hemácias 0,8 a 1% com a solução específica do fabricante (990 microlitros da solução do fabricante + 10 microlitros das hemácias lavadas) e adição de 50 microlitros das hemácias-teste nos respectivos microtubos do cartão.

As proporções, tanto em tubo quanto em gel, devem ser respeitadas e realizadas conforme treinamento baseado na bula dos reagentes.

IMPORTANTE

Os protocolos preconizados pelos fabricantes não podem ser readequados conforme as necessidades individuais dos técnicos ou do banco de sangue.

Neste momento, devemos reforçar que não há possibilidade de adequações às técnicas, e as etapas dos protocolos não aceitam modificações com viés de falta de tempo ou rotina com grande demanda nos serviços de hemoterapia. Essa questão é sempre muito debatida, pois as pessoas envolvidas nas rotinas não podem, por falta de treinamento ou supervisão, começar a alterar os protocolos sem embasamento científico. Isso pode levar a um maior risco de erros técnicos e impactar diretamente os pacientes.

IMPORTANTE

Os testes realizados em gel requerem quantidade menor de soro do paciente; mesmo assim, os testes apresentam maior sensibilidade na detecção de anticorpos.

COMO INTERPRETAR OS PADRÕES DE AGLUTINAÇÃO EM TUBO E GEL TESTE

As hemaglutinações em tubo são lidas sem a necessidade de equipamentos específicos e apresentam graduação em cruzes, conforme a figura a seguir:

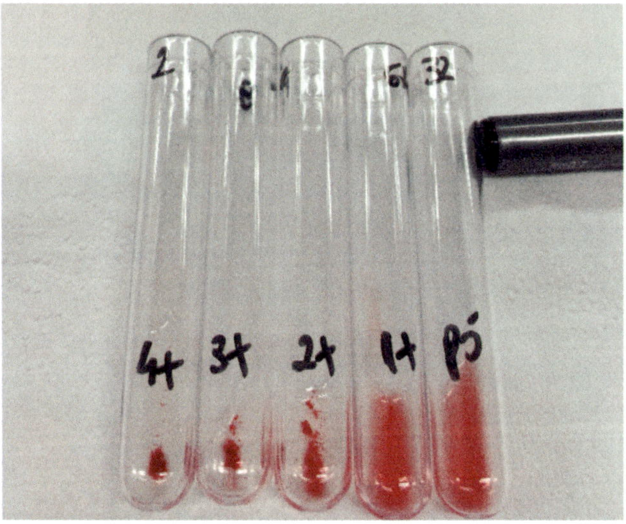

Bateria de tubos: padrão de aglutinação em tubo.

Fonte: Laboratório de Hemoterapia – Senac Tiradentes (acervo do autor).

A leitura e a interpretação das aglutinações em tubo muitas vezes geram insegurança nos novos técnicos de hemoterapia, principalmente as aglutinações fracas, que podem passar despercebidas e mudar totalmente a conduta transfusional de uma paciente. Nos deparamos aqui com uma etapa do processo que depende dos funcionários e, por isso, pode ocorrer falha humana caso não exista acompanhamento próximo dos gestores ou colegas de plantão com nível maior de conhecimento e experiência. Sendo assim, fica clara a necessidade da dupla checagem de todos os testes antes da liberação final das bolsas de sangue para transfusão.

A aglutinação de maior intensidade é denominada 4+ e, nela, podemos observar a formação de um "botão" de hemácias sem a presença de coloração rósea no fundo do tubo. A aglutinação 3+ é formada com um botão grande com a presença de grumos menores no entorno e um leve tom róseo no fundo do tubo. A intensidade 2+ apresenta grumos pequenos e numerosos com fundo do tubo róseo. A aglutinação 1+ demonstra grumos pequenos e fundo do tubo bastante róseo. A aglutinação pó (ou weak – fraco, em inglês) demanda maior atenção do técnico, pois pode não ser detectada e, caso isso ocorra, pode haver a liberação de um laudo com resultado falso negativo, já que a aglutinação apresenta grumos muito pequenos e, muitas vezes, há necessidade de usar o aglutinoscópio para auxiliar na determinação da positividade.

Por fim, podemos nos deparar com um padrão de aglutinação comum a pacientes recém-transfundidos: os testes podem apresentar fortes reatividades de aglutinação com fundo do tubo muito róseo. Isso ocorre pela presença de duas populações de hemácias na circulação periférica do paciente (hemácias do paciente + hemácias da bolsa transfundida); apenas para os testes em tubo, damos a esse padrão o nome de **campo misto**.

Observamos a seguir a diferença no processo de interpretação das aglutinações em gel teste:

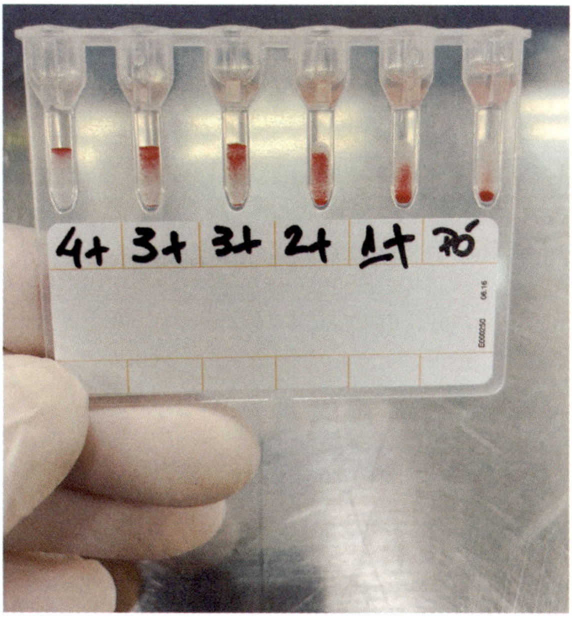

Padrão de aglutinação em gel teste: diferentes intensidades de aglutinações obtidas pela técnica de titulação.

Fonte: Laboratório de Hemoterapia – Senac Tiradentes (acervo do autor).

Na imagem, vemos que a aglutinação de maior intensidade (4+) é visualizada no topo do microtubo e não observamos a presença de muitas hemácias fora dessa região. Isso ocorre porque os anticorpos se ligaram fortemente nas hemácias, formaram uma "malha"; mesmo com a força da centrifugação, não foi possível fazer com que essa malha descesse para as porções inferiores do microtubo.

As reatividades mais fracas (3+ a 1+) permitem a descompactação da malha e um arrasto maior ao longo do microtubo. Em algumas situações, podemos observar a presença de aglutinação com intensidade menor do que 1+, que chamamos de pó ou **weak**. Assim como em tubo, o teste em gel detecta a presença a de duas populações de hemácias; no entanto, para essa metodologia, o nome dado é **dupla população**.

PADRÃO DE AGLUTINAÇÃO ESPERADO NOS DIFERENTES TIPOS SANGUÍNEOS ABO E RHD

A tipagem sanguínea é um teste de rápida e fácil execução, e se os técnicos seguirem todos os protocolos de segurança, torna-se também um teste muito seguro. Os reagentes empregados na tipagem sanguínea devem ser de boa qualidade, com registro na Anvisa e aprovados pelo Controle de Qualidade de Reagentes Imuno-hematológicos dos serviços de hemoterapia.

IMPORTANTE

Atualmente, a oferta de produtos de imuno-hematologia é ampla e podemos contar com anticorpos de excelente qualidade, tanto na especificidade quanto na potência e título.

Para que tudo aconteça de forma tranquila e segura em um laboratório de banco de sangue, basta os funcionários seguirem as técnicas estabelecidas no procedimento operacional padrão (POP). Como aqui temos uma etapa crítica do processo de preparo de sangue para transfusão, é sempre recomendado participar periodicamente de programas de educação continuada para treinamento e avaliação dos funcionários. Ressaltamos que isso não pode ficar limitado apenas à aplicação de provas mensais, sem discussão de casos, leitura ou apresentação de artigos científicos, atualizações ou reuniões.

Voltando às questões práticas, os técnicos devem estar sempre atentos à execução da técnica de tipagem sanguínea. Primeiramente, temos as checagens e organização das estantes, e você deve ter cuidado para não inverter a posição das amostras na estante quando mais de um paciente é atendido, além de atentar a todas as passagens dos protocolos.

Na execução dos testes, devemos sempre entender o que está sendo feito e tentar imaginar o que acontece dentro dos tubos. Os bons profissionais provam o seu valor quando há algo fora do padrão, momento em que temos de colocar em prática toda a nossa visão teórico-científica. Para que isso aconteça, é necessário equalizar conhecimento e prática.

IMPORTANTE

A simples realização mecanizada dos testes não faz os profissionais atingirem o nível de especialistas no assunto.

O padrão de aglutinação esperado para os testes da tipagem direta (investigação da presença ou ausência dos antígenos na superfície das hemácias testadas) é 4+; no entanto, quando isso não acontece, devemos suspeitar de alguma discrepância e iniciar uma investigação mais aprofundada e minuciosa.

A tipagem reversa (investigação da presença ou ausência de anticorpos regulares de origem natural) pode sofrer algumas variações na intensidade de aglutinação, e essas diferenças são mais toleradas, pois é difícil determinar a variação na produção de anticorpos de um indivíduo para o outro.

Vamos observar a figura a seguir, de uma tipagem sanguínea que apresentou os padrões esperados de reatividade:

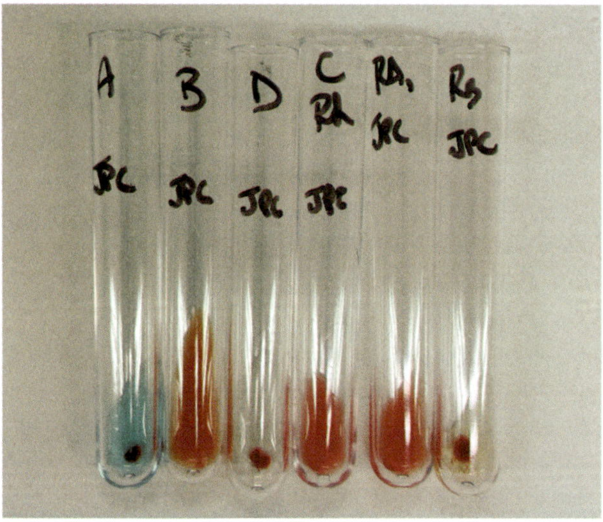

Tipagem sanguínea: bateria de tubos demonstrando as aglutinações nas tipagens direta e reversa.

Fonte: Laboratório de Hemoterapia – Senac Tiradentes (acervo do autor).

Os tubos estão identificados conforme a ordem esperada para a leitura das aglutinações: sempre devemos posicionar a tipagem direta antes da reversa, e a tipagem ABO antes da Rh. Verificamos a aglutinação 4+ no tubo com anti-A (A), anti-D (D) e Reversa de B (RB). Por conta desse padrão de reatividade, classificamos o indivíduo como "ABO: A" e "RhD: positivo" (A+).

Quando não é observada nenhuma diferença entre os padrões esperados, seguimos com a rotina, seja ela tipagem sanguínea de doador ou preparo de transfusões. No entanto, quando algo foge da normalidade, nos preparamos para investigar a presença de subgrupos ABO.

COMO SE COMPORTAM SOROLOGICAMENTE OS SUBGRUPOS ABO?

Estudos consagrados referentes à frequência dos antígenos ABO nas populações demonstram que 80% dos indivíduos pertencentes ao grupo A possuem uma cadeia de carboidratos na superfície das hemácias que são determinados como A_1. Outros indivíduos (19%) apresentam uma molécula similar, porém não idêntica, na superfície das hemácias e são determinados como A_2; e apenas em 1% dos indivíduos temos a expressão das mutações restantes (Lima; Callado; Santos, 1992; Saldanha, 1982; Novaretti; Dorlhiac-Llacer; Chamone, 2000).

Assim, sabemos que os indivíduos que não possuem mutações, exceto os A_2 e A_{int} (intermediário), apresentam aglutinação 4+ nos testes rotineiros com anticorpos anti-A; os outros subgrupos demonstram fracas aglutinações que devem, obrigatoriamente, serem investigadas pelos técnicos.

Como é de conhecimento, ou deveria ser, de todos os envolvidos com a imuno-hematologia, existe uma padronização das reatividades esperadas para os casos de subgrupos de A, sempre em comparação com os padrões de aglutinação dos indivíduos A_1. Isso ocorre porque o gene A_1 é considerado o selvagem (sem mutação), e o seu produto proteico (N-acetil-galactosaminil-transferase) é uma enzima que tem a capacidade de adicionar a N-acetil-galactose na porção final da cadeia de carboidrato que origina os antígenos A.

A figura 6.1 apresenta os diferentes comportamentos sorológicos dos subgrupos de A e, em algumas situações, a presença de um anticorpo de ocorrência natural nomeado anti-A_1.

IMPORTANTE

A ocorrência de subgrupos de B são extremamente raras; existem poucos relatos delas na literatura mundial.

Quadro 6.1 – Subgrupos de A: diversidade das aglutinações apresentadas pelos diferentes subgrupos de A

	Reação das hemácias com antissoros					Reação dos antissoros com hemácias			
Fenótipos	Soro anti-A	Soro anti-B	Soro anti-AB	Lectina anti-H	Lectina anti-A_1	Hemácia A_1	Hemácia A_2	Hemácia B	Hemácia O
A_1	4+	0	4+	0	4+	0	0	4+	0
A_{int}	4+	0	4+	3+	2+	0	0	4+	0
A_2	4+	0	4+	2+	0	+/0	0	4+	0
A_3	2+/CM	0	2+/CM	3+	0	+/0	0	4+	0
A_m	0/+-	0	0/+-	4+	0	0	0	4+	0
A_x	0/+-	0	0/2+	4+	0	2+/0	0/+	4+	0
A_{el}	0	0	0	4+	0	2+/0	0	4+	0

Fonte: Technical Manual, Methods and Appendices, 20th Edition, AABB (adaptado).

Observando atentamente as aglutinações que constam no quadro 6.1, percebemos que existe uma relação entre o subgrupo e a quantidade dos antígenos presentes nas hemácias. Os subgrupos apresentam decréscimo dos antígenos na seguinte ordem: A_{int}, A_2, A_3, A_m, A_x e A_{el}.

IMPORTANTE

Os subgrupos de A apresentam menor quantidade de antígenos A e aumento progressivo de antígenos H conforme a mutação genética diminui a atividade das transferases.

COMO DETECTAR A PRESENÇA DAS VARIANTES DOS ANTÍGENOS RHD?

A tipagem RhD é realizada na mesma bateria de tubos da tipagem ABO, seguindo os mesmos critérios de observação da intensidade de aglutinação. Como sabemos, o sistema de grupo sanguíneo RhD é conhecido pela sua alta complexidade por conta das inúmeras mutações genéticas, que podem refletir nos testes sorológicos, e pela facilidade de sensibilização dos pacientes após transfusões ou gestações.

Esses fatores devem ser muito claros para as pessoas que trabalham nos laboratórios, e a mitigação de adversidades transfusionais começa na observação do comportamento sorológico durante as investigações para os antígenos RhD. Atualmente, o padrão aceitável como normalidade na tipagem RhD é a aglutinação 3+ e 4+. Caso isso não aconteça, os técnicos devem abrir investigação, testando outros reagentes anti-D de procedências diferentes das usadas na rotina e, em casos mais extremos, fazendo investigação molecular.

ARREMATANDO AS IDEIAS

- *A tipagem sanguínea é um teste tecnicamente muito simples e que consiste na determinação de antígenos presentes na superfície das hemácias (tipagem direta) e anticorpos livres no soro no paciente (tipagem reversa).*
- *A preparação da estante e dos tubos deve ser realizada rigorosamente conforme os POPs desenvolvidos pelos bancos de sangue.*
- *Os indivíduos A_1 apresentam maiores quantidade de antígenos na superfície das hemácias quando comparados com os outros subgrupos de A.*
- *A tipagem RhD é realizada na mesma bateria de testes da tipagem ABO.*
- *O sistema de grupo sanguíneo Rh é o que apresenta maior quantidade de mutações genéticas que podem resultar em sensibilização de pacientes e gestantes.*
- *Em muitas situações, é necessário realizar investigação molecular dos genes RHD e RHCE para a determinação da tipagem sanguínea e da conduta transfusional.*

CAPÍTULO 7

Realização do teste de Coombs direto e sua importância

O desenvolvimento da técnica de Coombs trouxe inúmeros benefícios para a imuno-hematologia por possibilitar a visualização de anticorpos de diferentes classes ligados às hemácias de pacientes recém-transfundidos, de identificação de anticorpos presentes livres no plasma, de autoanticorpos de origem desconhecida e de sensibilização pela formação de imuno-complexos associados às drogas (medicação). Você sabia que o desenvolvimento do soro de Coombs proporcionou a descoberta de diversos grupos sanguíneos? Você conhece as técnicas laboratoriais em imuno-hematologia que usam o soro de Coombs? É importante que os profissionais de banco de sangue saibam utilizar o reagente em todas as etapas da rotina laboratorial.

O uso do soro de Coombs nos testes imuno-hematológicos resolveu uma importantíssima questão técnica, pois, no período, apenas anticorpos de classe IgM eram detectados, por conta do seu arranjo molecular e capacidade de promover hemaglutinação em temperatura ambiente. Essa informação é corroborada pelas características dos sistemas de grupos sanguíneos descobertos até o início dos anos 1940, nos quais os aloanticorpos se apresentam, na maioria das vezes, como IgM.

IMPORTANTE

Os anticorpos de classe IgG não conseguem promover aglutinação por serem as menores moléculas dentre todas as classes de anticorpos.

Após a descrição da técnica por Coombs *et al.* (Harmening, Calhoun e Poleshy, 1992), os primeiros anticorpos contra o sistema de grupo sanguíneo Rh foram detectados e, a partir desse feito, muitos sistemas de grupos sanguíneos foram relatados; atualmente, temos 47 sistemas descritos (International Society of Blood Transfusion - ISBT).

QUAIS DEFICIÊNCIAS TÉCNICAS FORAM SUPRIDAS COM O DESENVOLVIMENTO DO TESTE DE COOMBS?

Até o período que antecedeu o teste de Coombs, apenas anticorpos de classe IgM eram detectados, pois, pelo fato de ser uma molécula pentamérica e apresentar mais de seis vezes o tamanho das IgG, além de ótima reatividade em temperatura ambiente, os testes de hemaglutinação somente visualizavam essa classe de anticorpo.

Em algumas situações sorológicas, os anticorpos de classe IgG até podem estar ligados às hemácias testadas, porém, por ser caracteristicamente pequena (150.000 daltons), apenas a presença da molécula IgG não é suficiente para a concretização da hemaglutinação.

Figura 7.1 – Hemácias sensibilizadas: os anticorpos dirigidos contra os antígenos eritrocitários se ligam às hemácias e podem ser detectados pelo teste de Coombs

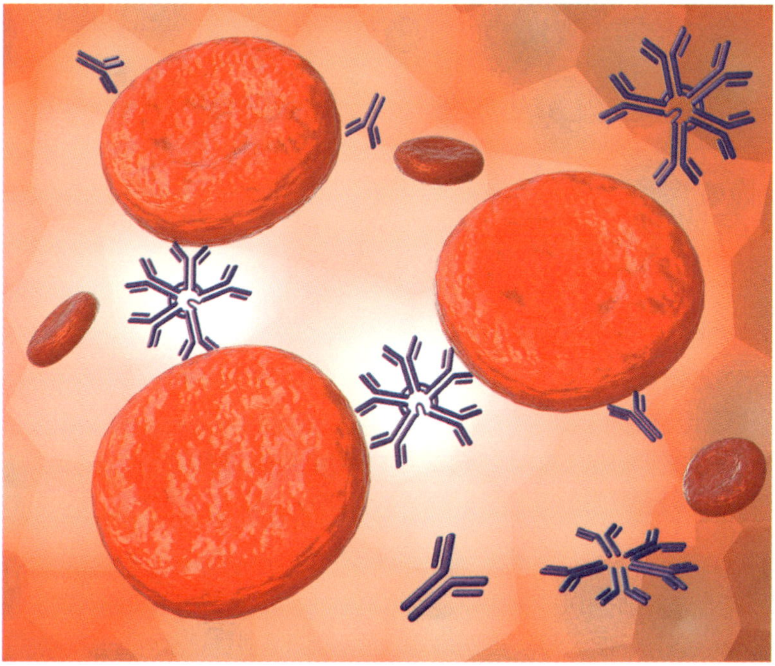

Os anticorpos de classe IgG, por si próprios, não conseguem aglutinar as hemácias, pois não têm dimensão suficiente para vencer as forças de repulsão das hemácias e reconhecer antígenos em duas hemácias distintas – diferentemente das moléculas de classe IgM, que são seis vezes maiores e têm a capacidade de se associar a mais de uma hemácia.

A grande ideia de Coombs, inspirada nos trabalhos iniciais de Moreschi, proporcionou a ampliação do alcance das moléculas de IgG às hemácias e resultou na formação consistente de aglutinação.

Figura 7.2 – Teste de Coombs: anticorpos anti-humanos têm a capacidade de demonstrar a presença de anticorpos ligados às hemácias *in vivo*

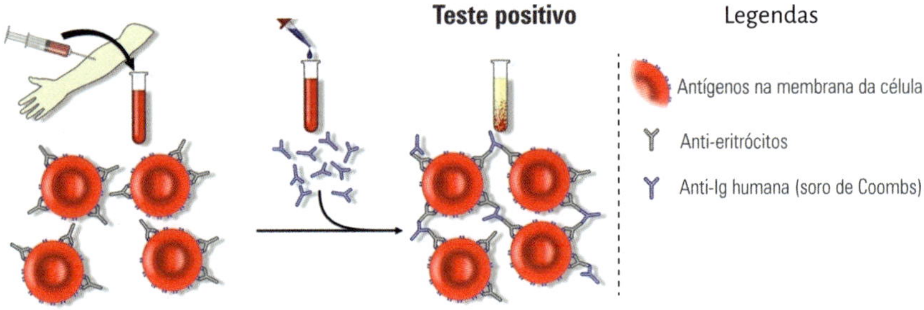

Fonte: Câmara (2018).

O QUE O TESTE DE COOMBS DETECTA E QUAL A SUA IMPORTÂNCIA PARA A PRÁTICA TRANSFUSIONAL?

O soro de Coombs nada mais é que um anticorpo de origem animal que reconhece uma parte da estrutura comum de anticorpos humanos. Ao longo do desenvolvimento dos reagentes usados nos laboratórios de imuno-hematologia, muitas versões foram produzidas, aumentando a aplicação da técnica nas rotinas de maneira proporcional à sua importância.

IMPORTANTE

O soro de Coombs tornou-se um reagente versátil aplicado em muitas situações de investigação sorológica.

Seria impossível pensar em imuno-hematologia sem a presença do soro de Coombs. Logo, os profissionais que atuam no segmento tem como obrigação conhecer, aplicar e dominar as técnicas disponíveis relacionadas ao uso do soro de Coombs.

Aplicamos o teste de Coombs em duas grandes frentes: 1) detecção de anticorpos livres na circulação periférica de pacientes/doadores; 2) detecção de anticorpos ligados às hemácias dos pacientes/doadores.

Essa capacidade de auxiliar na detecção de anticorpos de classe IgG faz do soro de Coombs o mais importante reagente empregado nos testes pré-transfusionais, pois, conforme a sua amplitude e versatilidade, podemos utilizá-lo para as seguintes técnicas: **pesquisa de anticorpos irregulares**, **prova de compatibilidade**, **painel de hemácias**, **fenotipagem eritrocitária**, **teste de antiglobulina direta** e **detecção de anticorpos no eluato**.

Todas as técnicas mitigam a possibilidade de erros e reações transfusionais adversas às transfusões. Reforço aqui, como educador em imuno-hematologia, a importância da boa técnica, organização, assertividade, atenção e ética profissional na realização de todos os processos técnicos predeterminados nas rotinas de um laboratório de banco de sangue.

POR QUE ALGUNS ANTICORPOS SENSIBILIZAM AS HEMÁCIAS DOS PACIENTES?

Em algumas situações clínicas, os pacientes apresentam evidências sorológicas de que as suas hemácias estão sensibilizadas por anticorpos, principalmente de classe IgG. É notório que essas evidências não podem ser negligenciadas ou passar despercebidas pelos técnicos de hemoterapia, pois um resultado de Coombs direto positivo, muitas vezes, nos diz muita coisa sobre a condição atual do paciente.

ATENÇÃO

O teste de Coombs direto positivo pode ser um indicativo de sensibilização e transfusão recente.

Um dos efeitos adversos da transfusão de concentrado de hemácias é a formação de anticorpos eritrocitários. Dependendo do período pós-transfusional, profissionais bem treinados e atentos são capazes de identificar esse fenômeno e abarcar elementos e informações que influenciam a definição da conduta das transfusões subsequentes.

Ao receber transfusão de sangue e desenvolver anticorpos, os pacientes podem apresentar reações adversas em diferentes níveis e intensidades (imediata/tardia, leve/moderada/grave) e, em alguns casos, podem não manifestar sintomas. Um determinado anticorpo pode se ligar a uma hemácia em diversas circunstâncias; para facilitar, vamos pensar, por enquanto, nos efeitos e não nas causas.

Os casos clássicos de detecção do Coombs direto positivo podem ocorrer alguns dias após a transfusão que gerou a produção de anticorpos. Pensando em uma situação de produção de anticorpos de classe IgG, na sua maioria, podemos imaginar uma resposta humoral secundária à transfusão incompatível para algum antígeno eritrocitário.

Figura 7.3 – Hemácias sensibilizadas: os anticorpos oriundos de transfusão reconhecem as hemácias transfundidas na circulação periférica

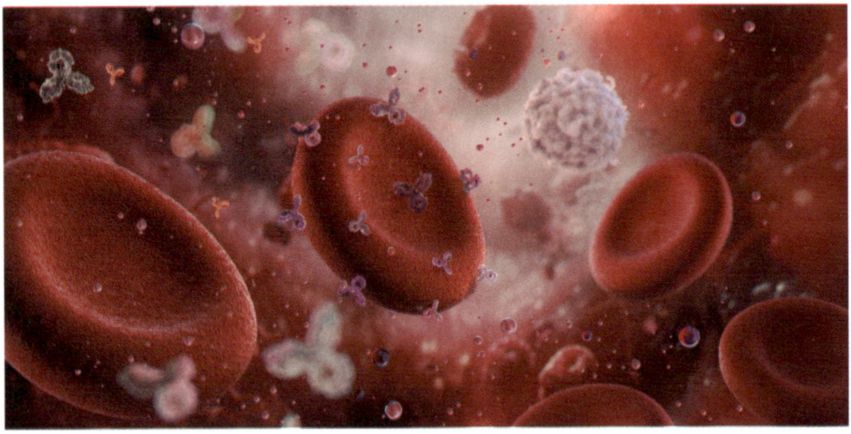

Tomando como referência a resposta secundária de produção de anticorpos poucas horas ou poucos dias após a transfusão, as células do sistema imunológico chamadas de plasmócitos começam a sintetizar moléculas de anticorpos em grandes quantidades, e essas vão se ligar às hemácias da transfusão, que estão na circulação periférica. Por meio desse processo de defesa do organismo, as hemácias "invasoras" começam a ser retiradas da circulação sanguínea por hemólise intravascular ou extravascular.

QUAIS TÉCNICAS AUXILIAM NA IDENTIFICAÇÃO DOS ANTICORPOS LIGADOS ÀS HEMÁCIAS DO PACIENTE?

Podemos fazer uso de diferentes métodos para dissociar os anticorpos ligados às hemácias, e caberá ao serviço de hemoterapia escolher qual será realizado na rotina do laboratório de imuno-hematologia.

A técnica mais comum é a eluição ácida, amplamente difundida nos laboratórios de imuno-hematologia, e o eluato frio (LUI) nas rotinas de tipagem na neonatologia (mães/recém-nascidos – RNs). Ambas as técnicas funcionam perfeitamente e possibilitam o teste e a identificação dos anticorpos que estão ligados às hemácias.

O grande desafio para os profissionais de imuno-hematologia é saber o exato momento em que se deve usar as ferramentas auxiliares para a resolução dos casos e aplicar o conhecimento teórico-científico na determinação da conduta transfusional.

ARREMATANDO AS IDEIAS

- *O desenvolvimento do teste de Coombs foi capaz de gerar grandes avanços na prática transfusional devido ao aumento do entendimento acerca dos grupos sanguíneos.*
- *O soro de Coombs cria uma "ponte" entre as hemácias sensibilizadas por anticorpos de classe IgG e promove hemaglutinação.*
- *Pacientes com teste de Coombs direto positivo precisam ter as suas amostras investigadas e os anticorpos eluídos, testados e identificados.*

CAPÍTULO 8

Pesquisa de anticorpos irregulares em tubo e gel teste

A pesquisa de anticorpos irregulares é um teste de triagem e tem a capacidade de identificar a presença de anticorpos nas amostras de sangue dos pacientes candidatos a transfusão ou doadores de sangue. Você sabia que existem reagentes que foram formulados para diminuir o tempo de incubação da pesquisa de anticorpos irregulares? Você sabia que os testes realizados em gel são mais sensíveis que os testes em tubo? Independente da técnica empregada, os profissionais precisam criar um ambiente in vitro *que facilite o acesso do anticorpo ao seu respectivo antígeno.*

O preparo das transfusões de concentrado de hemácias exige a aplicação de diferentes técnicas laboratoriais obrigatórias definidas pela portaria de hemoterapia, sendo elas de fácil execução e sem a demanda por equipamentos de alto custo e grande complexidade. Para uma transfusão de concentrado de hemácias, modelo que exige maior quantidade de técnicas, é necessário realizar os seguintes testes: **tipagem sanguínea**, **pesquisa de anticorpos irregulares**, **prova de compatibilidade**, **retipagem da bolsa** e, opcionalmente, **Coombs direto** (teste de antiglobulina direta).

QUAL É O PRINCÍPIO DO TESTE?

A pesquisa de anticorpos irregulares (PAI) é um teste de triagem, realizada com um kit com 2 ou 3 hemácias comercializadas com o perfil fenotípico identificado e testado pelos fabricantes. O teste tem como intuito detectar a presença de anticorpos não esperados, provenientes de sensibilização (aloanticorpos irregulares) em gestações ou transfusões incompatíveis.

Os pacientes cujas amostras não apresentam reatividade nos testes de triagem podem, na maioria das vezes, receber transfusões de concentrados de hemácias ABO e Rh compatíveis. Já os pacientes que apresentam resultados positivos na PAI necessitam de identificação dos anticorpos antes da liberação da transfusão.

IMPORTANTE

As amostras de pacientes com PAI positiva obrigatoriamente serão investigadas pelos imuno-hematologistas treinados nos processos de identificação de anticorpos.

A PAI tem como principal papel na rotina fazer a identificação de pacientes sensibilizados e mostrar para os técnicos que haverá necessidade de investigações subsequentes para a identificação do anticorpo detectado.

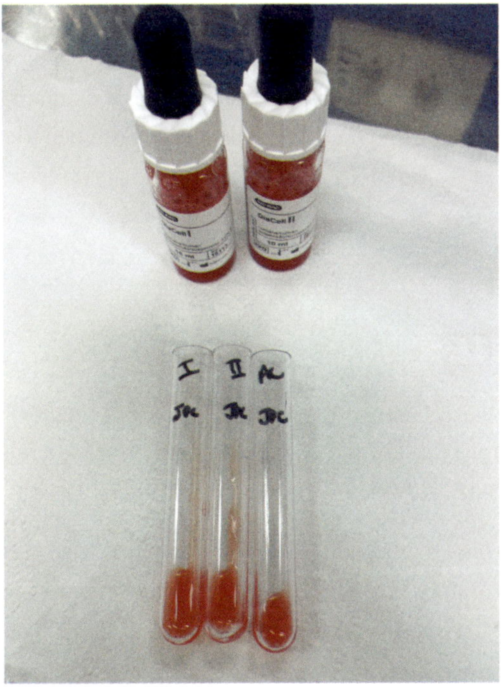

Pesquisa de anticorpos irregulares: teste de triagem em tubo para detecção de anticorpos irregulares.

Fonte: Laboratório de Hemoterapia – Senac Tiradentes (acervo do autor).

Nessa etapa do processo, não é possível saber qual é o anticorpo, por conta da pouca quantidade de hemácias, mesmo com o perfil fenotípico determinado. Por isso, é obrigatório o uso dos kits de identificação de anticorpos conhecidos como painéis de hemácias para a realização dos testes.

ATENÇÃO

O tempo de incubação das reações pode variar entre as técnicas em tubo e em gel.

Os testes em tubo geralmente são usados em concomitância com reagentes chamados potencializadores, que otimizam o tempo e promovem aglutinações mais fortes. Essas ferramentas têm a capacidade de diminuir as forças de repulsão das hemácias e facilitar o acesso do anticorpo ao seu respectivo antígeno.

IMPORTANTE

O polietilenoglicol é um reagente que tem a capacidade de rechaçar as moléculas de água próximas à membrana das hemácias e facilitar o acesso do anticorpo ao antígeno.

O gel teste não é muito diferente; no entanto, existem cartões em gel com o soro de Coombs já presente, e outras variações dessas ferramentas foram desenvolvidas, a ponto de haver disponibilidade de kits com hemácias transformadas por enzimas proteolíticas que clivam porções das moléculas de alguns sistemas de grupos sanguíneos e proporcionam maior intensidade de aglutinação aos anticorpos dirigidos contra os antígenos do sistema Rh.

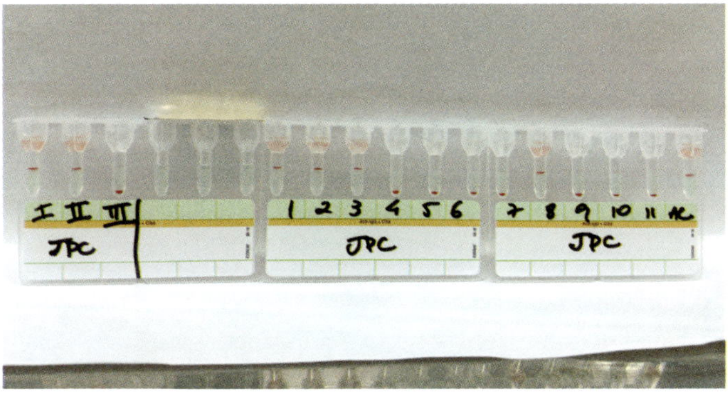

Pesquisa de anticorpos irregulares: teste de triagem em gel para detecção de anticorpos irregulares.

Fonte: Laboratório de Hemoterapia – Senac Tiradentes (acervo do autor).

DIFERENÇAS CONCEITUAIS ENTRE AS TÉCNICAS EM TUBO E GEL

Atualmente, as técnicas em tubo e em gel são empregadas nas rotinas de banco de sangue. Contudo, os testes em tubo são os mais difundidos, pelo baixo custo em relação ao gel teste e pela fácil execução. Salientamos que os testes em tubo, mesmo sendo menos sensíveis que o gel, não apresentam demérito ou expõem os pacientes a riscos transfusionais, desde que sejam realizados conforme o protocolo.

IMPORTANTE

A lavagem das hemácias é obrigatória para os testes em tubo e facultativa para os testes em gel. No entanto, muitos imuno-hematologistas defendem a lavagem das hemácias para ambos os tipos de teste.

O gel teste é uma excelente ferramenta, pois requer menos demanda de trabalho nas etapas de lavagens e por ter boa sensibilidade nas reações antígeno e anticorpo. Geralmente, os serviços de hemoterapia adotam o método em tubo nas rotinas das agências transfusionais e tubo/gel nas pesquisas realizadas nos laboratórios de imuno-hematologia clínica. Essa estratégia funciona bem no dia a dia, já que, em termos estatísticos, poucos pacientes apresentam anticorpos irregulares.

Numa nota mais pessoal – ao longo da minha vida profissional na hemoterapia observei muitas situações em que equipes que não eram tão bem treinadas no uso do gel teste apresentaram muita dificuldade na disponibilização das bolsas aos pacientes. Essa condição reforça a necessidade estratégica de formação das equipes e educação continuada não apenas com o foco em treinamento do procedimento operacional padrão (POP), mas também no desenvolvimento global do profissional.

Muitos serviços de hemoterapia que tentaram padronizar manuais ou roteiros de identificação de anticorpos acabaram sucumbindo, pois o caminho mais fácil é intensificar o treinamento internamente e abrir as portas para pessoas de outras instituições por meio de simpósios, reuniões, comitês e afins. Experiências novas, formatos diferentes de pensamento na condução dos casos e novas formas de ensinar são muito importantes para os envolvidos na rotina de um laboratório de imuno-hematologia.

IMPORTÂNCIA DA BOA TÉCNICA LABORATORIAL E O EMPREGO DOS PROTOCOLOS

A rotina técnica, independente da área de atuação, exige do profissional muita disciplina, conhecimento e honestidade do ponto de vista operacional. Durante o período de formação do profissional, os professores ou gestores têm um desafio enorme pela frente, pois é necessário conscientizar o profissional em formação acerca das responsabilidades e riscos assumidos quando se rompem os limites da boa prática laboratorial e os protocolos.

Figura 8.1 – Precisão e ética: os técnicos devem respeitar as regras dos laboratórios e atender às demandas técnicas

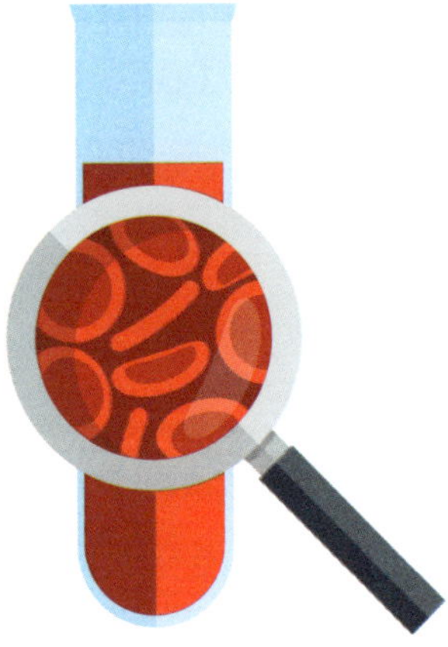

Como já foi citado nos capítulos anteriores, todas as etapas dos processos são de extrema importância, e qualquer negligência pode ser fatal para o paciente. A execução da PAI é muito simples, requer poucas etapas de preparo prévio das amostras e curto período de incubação. Diferentemente de alguns protocolos executados em outras áreas da saúde, a execução das técnicas imuno-hematológicas não é complicada, pois quase sempre as proporções das hemácias e do soro/plasma são as mesmas e a temperatura de incubação não foge muito de temperatura ambiente: 4 °C e 37 °C.

O QUE SIGNIFICA UM RESULTADO POSITIVO NA PAI?

Independentemente do método usado, um resultado positivo na PAI demonstra a presença de algum anticorpo, que pode ser de origem natural ou produto de sensibilização por transfusão e/ou gestação. Após a detecção, o caso deve ser apartado da rotina de liberação de sangue e, conforme a estratégia do banco de sangue, as amostras podem ser encaminhadas para o laboratório de imuno-hematologia ou a investigação pode ser realizada na própria agência transfusional.

Obviamente, o cenário ideal seria que todos os profissionais apresentassem desenvoltura na identificação dos anticorpos, fechamento dos casos e definição da conduta transfusional, mas infelizmente sabemos que essa não é a realidade e que, em muitas situações, pouco ou nenhum treinamento é realizado com as equipes das agências transfusionais e afins.

IMPORTANTE

O ideal seria que todos os funcionários recebessem treinamento para realizar a identificação dos casos com PAI positiva.

Nesse momento, após a detecção da PAI positiva, o técnico precisa revisitar as informações obtidas a respeito do histórico transfusional do paciente, verificar se a quantidade de amostra é suficiente para a realização dos testes que virão pela frente, avisar o gestor da área ou a equipe médica do banco de sangue para uma possível nova avaliação do paciente e, por fim, informar à equipe de enfermagem que a transfusão atrasará.

IMPORTANTE

Após a constatação da PAI positiva, é de bom tom avisar a equipe de enfermagem que a transfusão não será atendida no tempo esperado.

Essas ações são extremamente importantes porque, no momento da solicitação da transfusão, os médicos usam alguns requisitos como referências, e um deles é o grau de urgência da transfusão.

Com todas essas questões atendidas, o técnico está pronto para o início do processo de identificação dos anticorpos. Geralmente, a maioria dos casos são de simples complexidade, com a presença de um anticorpo dirigido contra os principais antígenos dos sistemas: Rh, Kell, Duffy e Kidd.

ARREMATANDO AS IDEIAS

- *A pesquisa de anticorpos irregulares é um teste de triagem com a função de detectar a presença de anticorpos nas amostras dos pacientes candidatos à transfusão.*
- *O teste de PAI é de fácil execução e possibilita que um determinado anticorpo seja identificado por meio da hemaglutinação.*
- *Os técnicos de laboratório têm a obrigação de seguir todos os protocolos disponíveis para mitigar as chances de erros.*
- *A consulta ao histórico transfusional do paciente com PAI positiva é de extrema importância e pode fornecer dados que ajudam na identificação dos anticorpos.*
- *As técnicas em tubo e gel apresentam eficiência similar, desde que usemos potencializadores na PAI.*
- *Os testes em gel são mais práticos na rotina, pois eliminam etapas de lavagens após os períodos de incubações.*

CAPÍTULO 9

Como funcionam os painéis de hemácias e os registros das reatividades?

O painel de hemácias é a primeira ferramenta utilizada na identificação dos anticorpos, porém outras técnicas e reagentes podem contribuir para a resolução dos casos. Você sabia que muitos profissionais da hemoterapia não participam do processo de identificação dos anticorpos por falta de oportunidade ou treinamento? Sabia que os painéis de hemácias podem ser realizados em tubo e gel? Conhece as estratégias para visualizar os anticorpos em painéis com hemácias sem tratamento e painéis com hemácias tratadas com enzimas proteolíticas?

O painel de hemácias é a técnica empregada na identificação do(s) anticorpo(s) presentes em uma amostra de sangue. Esta é a etapa do processo em que conheceremos o anticorpo detectado na pesquisa de anticorpos irregulares (PAI) e, dependendo da situação, muitas técnicas auxiliares poderão ser aplicadas na resolução do caso. O painel de hemácias é um kit sorológico composto por, no mínimo, 11 hemácias de diferentes doadores, com o perfil fenotípico previamente testado e organizado em documentos nomeados como diagrama.

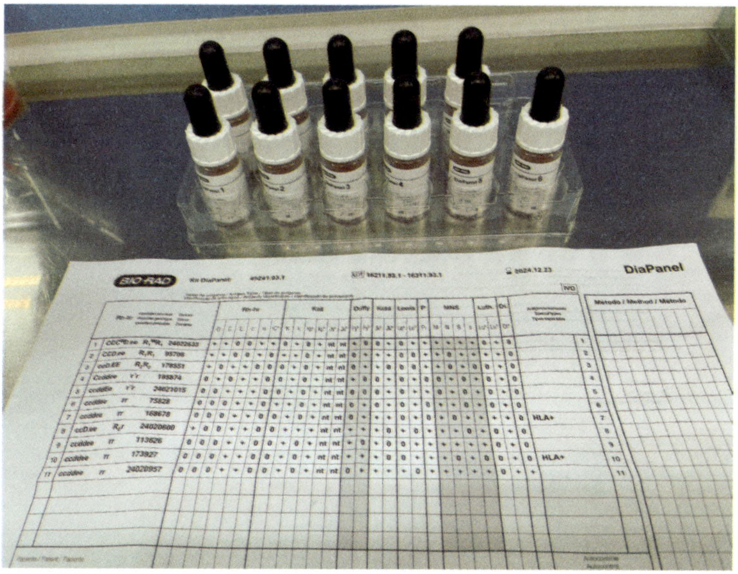

Painel de hemácias em tubo: kit com 11 hemácias aplicado à identificação de anticorpos presentes nas amostras de sangue dos pacientes ou doadores.

Fonte: Laboratório de Hemoterapia – Senac Tiradentes (acervo do autor).

Os kits podem ser usados tanto em tubo quanto em gel teste; no entanto, na maioria das situações sorológicas, os testes em gel são suficientes para identificar o(s) anticorpo(s) (por vezes, é necessário conciliar as duas técnicas). Em algumas situações, de acordo com a característica do anticorpo, painéis em temperatura ambiente e até a 4 °C podem ser necessários para auxiliar na identificação.

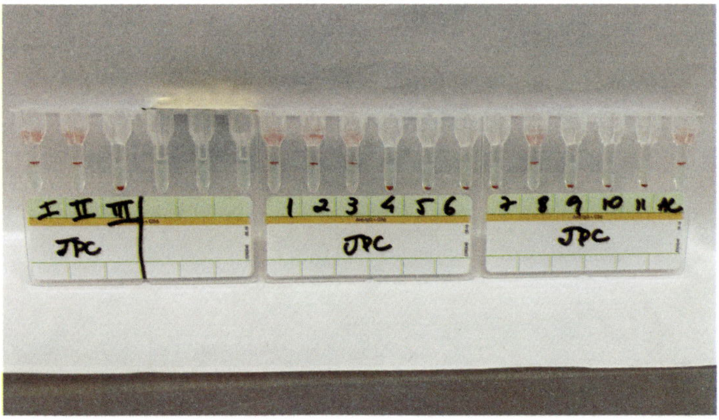

Painel de hemácias (LISS/Coombs Biorad) em gel teste: kit com 11 hemácias aplicado à identificação de anticorpos presentes nas amostras de sangue dos pacientes ou doadores.

Fonte: Laboratório de Hemoterapia - Senac Tiradentes SP (acervo do autor).

Assim como na PAI, os painéis de hemácias em tubo podem ser utilizados com potencializadores ou apenas a 37 °C. Os painéis em gel teste com e sem tratamento enzimático podem ser usados conforme a necessidade e comportamento dos anticorpos.

QUANDO DEVEMOS USAR O KIT DE PAINEL DE HEMÁCIAS?

Na maioria das situações, o painel de hemácias é utilizado após a constatação da PAI positiva, independente da fase de reatividade dos anticorpos, com o intuito de reconhecer o anticorpo reativo, suas caraterísticas comportamentais, significado clínico e conduta transfusional. A ferramenta em si é de fácil execução, pois necessita apenas das mesmas proporções de hemácias e amostras de soro ou plasma; porém segue a necessidade máxima de rigor técnico no preparo das suspensões de hemácias e separação dos elementos do sangue, de forma que não haja interferência de compostos não esperados no soro/plasma das amostras dos pacientes.

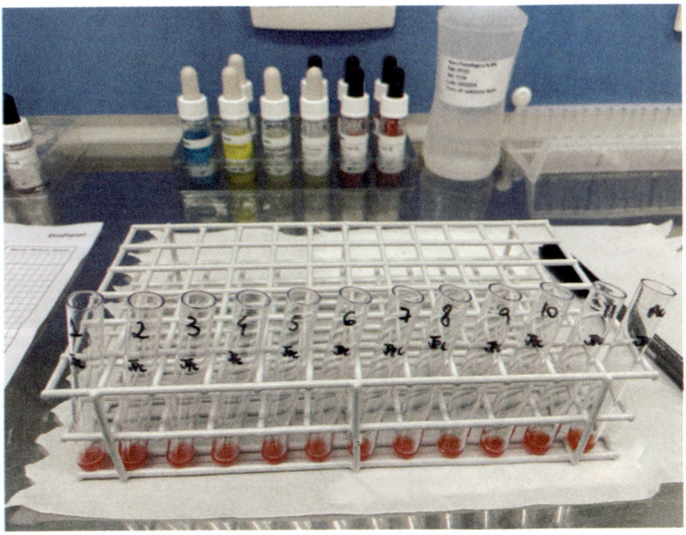

Identificação de anticorpos em tubo: as hemácias do painel são dispostas nos tubos juntamente com o soro ou o plasma do paciente.

Fonte: Laboratório de Hemoterapia – Senac Tiradentes (acervo do autor).

Independentemente do método utilizado, os painéis de hemácias devem ser conservados em geladeira (2 a 6 °C) e não podem ser utilizados antes de atingir a temperatura ambiente do laboratório (20 a 24 °C). Após a ambientação da temperatura, as pessoas envolvidas com a realização da identificação dos anticorpos devem realizar a homogeneização delicadamente (isso pode ser feito com o todo o painel de uma só vez, dentro da caixa do kit, ou com cada frasco individualmente) para que as hemácias se desprendam do fundo e atinjam a concentração de origem preconizada pelo fabricante. Essa etapa pode parecer simples, mas não deve ser negligenciada, uma vez que a alteração das concentrações das suspensões de hemácias pode gerar o efeito prozona (muito anticorpo para pouco antígeno) e culminar em falsos resultados que aumentam o risco transfusional para os pacientes.

É sempre válido alertar a respeito da importância de cuidado com todas as etapas e mostrar que os procedimentos envolvidos com as práticas imuno-hematológicas são simples; o mais complexo é enxergar as consequências de técnicas mal realizadas e saber como cada reação de hemaglutinação funciona.

COMO SABER EM QUAL TEMPERATURA DEVEMOS INCUBAR OS PAINÉIS?

Os serviços de hemoterapia precisam determinar qual estratégia usar na rotina do laboratório transfusional. Como já dissemos, o custo dos reagentes tem impacto e os testes em tubo são adotados como o padrão, na maioria das vezes. Os imuno-hematologistas concordam que os testes em gel são os mais sensíveis na detecção dos anticorpos eritrocitários; contudo, os serviços que utilizam os testes em tubo não aumentam as chances de transfusão incompatível, pois, ao longo do tempo, alguns reagentes foram introduzidos na hemoterapia e atingiram níveis de segurança similares ao gel teste.

Um laboratório de imuno-hematologia clínica precisa dispor de kits de hemácias tanto em tubo quanto em gel, pois o comportamento dos anticorpos deve ser bem entendido e pode haver variações de acordo com a temperatura de realização dos testes.

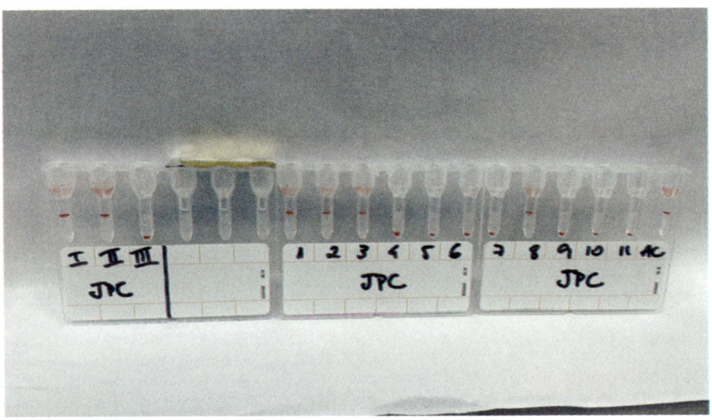

Painel de hemácias Biorad (NaCl Enzimático): o tratamento das enzimas do kit com enzima modifica a superfície das hemácias e altera o comportamento dos anticorpos.

Fonte: Laboratório de Hemoterapia – Senac Tiradentes (acervo do autor).

Os profissionais bem treinados em imuno-hematologia, ao observar os resultados obtidos na pesquisa de anticorpos irregulares, começam a entender o comportamento do anticorpo e, em muitas situações, a qual classe ele pertence. Essas informações são importantes para a condução da identificação do caso sem perdas consideráveis de tempo – lembrando que, por trás de uma solicitação de transfusão, há sempre um paciente sintomático e uma equipe de enfermagem aguardando a resolução do caso.

Vamos pensar inicialmente em uma triagem realizada em tubo com o emprego do potencializador mais comum nos laboratórios transfusionais: o polietilenoglicol, reagente consolidado na hemoterapia e que cumpre muito bem o papel de auxiliar na reação de hemaglutinação, atingindo níveis de sensibilidade próximos aos encontrados nos testes de gel.

Na maioria das vezes, as reatividades não ocorrem em temperatura ambiente e mostram-se positivas na fase de Coombs, e os anticorpos detectados são de classe IgG. No entanto, quando a reatividade da PAI ocorre em temperatura ambiente, mesmo tratando-se de um teste positivo, observamos uma aglutinação de anticorpo de classe IgM.

Os painéis de hemácias devem ser realizados nas mesmas fases de aglutinações das triagens. Impreterivelmente, os anticorpos de classe IgM devem ser testados, tanto na triagem quanto no painel, a 37 °C e AGH (antiglobulina humana), e a presença ou ausência de reatividade a 37 °C determina se o anticorpo IgM tem ou não significado clínico. Essa etapa da identificação do anticorpo está diretamente atrelada à definição da conduta transfusional, então, podemos imaginar o tamanho da responsabilidade do técnico nessa etapa do processo.

As diferentes classes de anticorpos detectadas necessitam de diferentes conduções técnicas dos casos. Isso deve estar bem claro no ideário dos técnicos ou analistas de laboratório, pois, de acordo com a classe do anticorpo, diferentes interpretações e definições transfusionais são adotadas.

Os testes em gel seguem o mesmo raciocínio do tubo, pois o maior desafio para o imuno-hematologista é saber conduzir o passo seguinte das etapas de identificação dos anticorpos. A diversidade de anticorpos e os diferentes tipos de comportamentos sorológicos tornam quase impossível a criação de roteiros de identificação dos anticorpos. Por isso, reforçamos a necessidade de treinar o raciocínio dos técnicos de acordo com os padrões de reatividades associados ao emprego das técnicas auxiliares aos testes e, não menos importante, realizar estudos constantes e profundos dos sistemas de grupos sanguíneos.

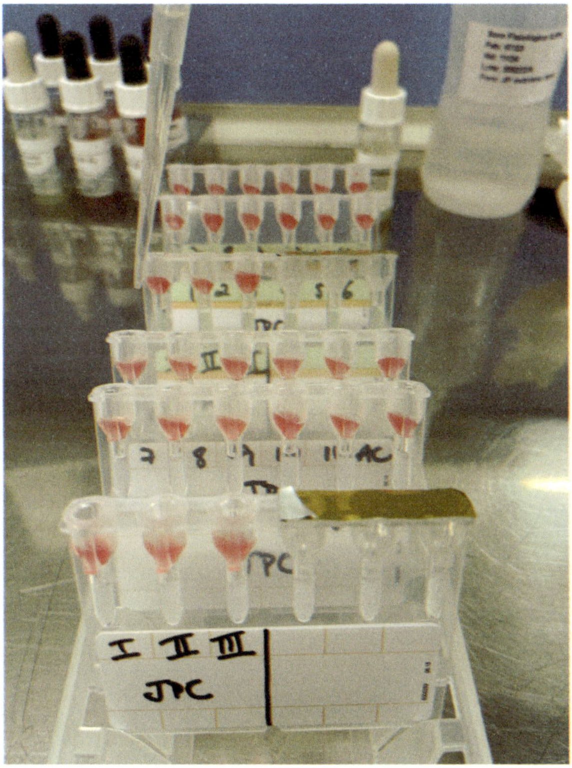

Painel de hemácias em gel teste: as hemácias do kit são dispostas na câmara de incubação antes da aplicação do soro ou plasma do paciente.

Fonte: Laboratório de Hemoterapia – Senac Tiradentes (acervo do autor).

Os procedimentos de identificação dos anticorpos em gel teste, geralmente, são realizados com incubação a 37 °C seguida de centrifugação em cartões com soro de Coombs ou cartões neutros para aglutinação com hemácias tratadas com enzimas. Ambas as classes de anticorpos (IgG e IgM) mais comuns na prática imuno-hematológica são detectadas pelo método, porém, os padrões de aglutinações apresentam sutis diferenças para olhos bem treinados.

DIFERENÇAS TÉCNICAS ENTRE OS PAINÉIS EM TUBO E GEL TESTE

Os testes em gel têm a preferência maciça dos profissionais da hemoterapia devido a sua praticidade, necessidade de menores volumes de amostras, menor tempo gasto com identificação dos tubos, longas incubações em diferentes temperaturas e maior facilidade de interpretação das aglutinações.

Como já sabemos, os testes em tubo atendem bem à demanda, e os serviços que os adotam não expõem seus pacientes a risco transfusional. Entretanto, eles requerem muito mais esforço dos seus usuários, pois as etapas de lavagens ao longo de um plantão com muitos pacientes sensibilizados podem ser desgastantes, além de exigir ótimo treinamento de leitura e interpretação das aglutinações, principalmente as fracas.

ARREMATANDO AS IDEIAS

- *O painel de hemácias é uma ferramenta importante na imuno-hematologia e é de fácil execução técnica.*
- *Os painéis de hemácias em gel são mais sensíveis às reatividades dos anticorpos, mas também são mais sensíveis às reatividades de anticorpos sem significado clínico.*
- *Os testes de triagem e painel em tubo a 37 °C determinam a amplitude térmica e significado clínico de anticorpos de classe IgM.*
- *Os testes em gel requerem uma menor quantidade de amostra dos pacientes.*

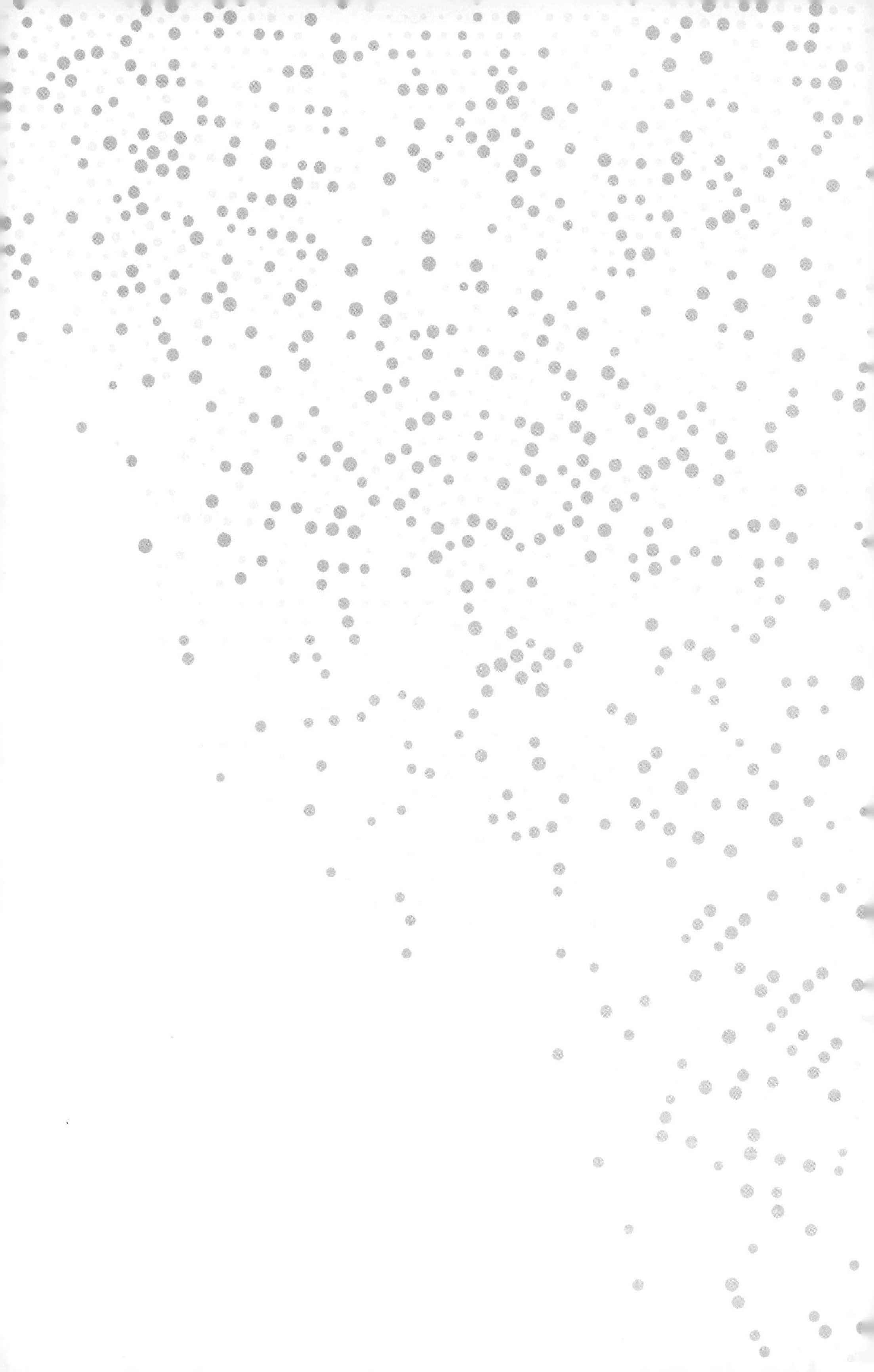

CAPÍTULO 10

Como interpretar os resultados em um painel em tubo

Para que os anticorpos sejam identificados, é necessário que os profissionais da imuno-hematologia percebam as sutis diferenças de aglutinações e em qual fase dos testes os anticorpos reagem. Sabia que um profissional de imuno-hematologia demora alguns anos para ter pleno conhecimento do emprego das ferramentas corretas a usar na resolução dos casos? E você já pensou nas consequências de erros de interpretação dessas informações? É importante também que os profissionais se mantenham atualizados por meio de uma rotina de estudo e treinamento constante. Você não preferiria ser atendido por alguém especializado no assunto?

Chegamos ao ponto alto da nossa trajetória, pois agora começaremos a fazer as identificações dos anticorpos em tubo. Desde já, quero que você saiba que o intuito não é padronizar a interpretação e identificação dos anticorpos, mas mostrar qual tipo de raciocínio devemos ter ao nos defrontar com os casos. Desse modo, colocaremos em prática a seguir o conhecimento em imuno-hematologia e as técnicas de identificação de anticorpos independentemente do comportamento sorológico.

Os laboratórios de imuno-hematologia desenvolveram, ao longo do tempo, diferentes formatos de registros das aglutinações dos painéis e de organização das informações necessárias para a correta condução dos casos. Particularmente, prefiro realizar as anotações em um formulário específico para os registros nos diferentes métodos e fases.

Figura 10.1 – Registros imuno-hematológicos: formulário desenvolvido para anotações dos dados pessoais, clínicos, laboratoriais e relativos às aglutinações dos testes realizados para identificar os anticorpos

Identificação de Anticorpos Irregulares		
Paciente:		
Registro Hospitalar:	**Idade:**	**Sexo:**
Diagnóstico:		**Hemoglobina (g/dl):**
Tipagem Sanguínea **ABO: Rh:** **RevA$_1$: RevB:**	**Teste de Antiglobulina Direto**	**Sistema Complemento**

Testes de Triagem									
Tubo				**Gel Teste**					**Eluato**
4°C	TA	37°C	AGH	LISS/ENZ	LISS/ENZ	LISS/ENZ	LISS/ENZ	LISS/ENZ	LISS
I:	I:	I:	I:	I:	I:	I:	I:	I:	I:
II:	II:	II:	II:	II:	II:	II:	II:	II:	II:
III:	III:	III:	III:	III:	III:	III:	III:	III:	III:
Painéis de Hemácias									
1	1	1	1	1	1	1	1	1	1
2	2	2	2	2	2	2	2	2	2
3	3	3	3	3	3	3	3	3	3
4	4	4	4	4	4	4	4	4	4
5	5	5	5	5	5	5	5	5	5
6	6	6	6	6	6	6	6	6	6
7	7	7	7	7	7	7	7	7	7
8	8	8	8	8	8	8	8	8	8
9	9	9	9	9	9	9	9	9	9
10	10	10	10	10	10	10	10	10	10
11	11	11	11	11	11	11	11	11	11
AC	AC	AC	AC	AC	AC	AC	AC	AC	AC
Obs:	Obs:	Obs:	Obs:	Obs:	Obs:	Obs:	Obs:	Obs:	Obs:

Responsável pelos Testes:	**Responsável pela checagem:**
______________________	______________________

Fenotipagem Eritrocitária				
C	k	M	Le^a	Obs:
c	Fy^a	N	Le^b	
E	Fy^b	S	Di^a	
e	Jk^a	s	Lu^a	
K	Jk^b	P_1	Lu^b	

Relatório
Conclusão:
Conduta Transfusional:

Fonte: Laboratório de Hemoterapia – Senac Tiradentes (acervo do autor).
Para acessar uma cópia desse registro, clique no QRCode a seguir.

O formulário dispõe inicialmente de campos para preenchimento dos registros do paciente de acordo com a preconização da portaria de hemoterapia. As linhas subsequentes devem ser preenchidas com os resultados do laboratório clínico e, por fim, o início dos registros dos testes imuno-hematológicos (tipagem sanguínea, teste de antiglobulina humana e sistema complemento).

Os registros de triagem devem ser feitos conforme a necessidade e o andamento da resolução do caso, e são destinados tanto para as anotações dos testes em tubo quanto para as dos testes em gel. Logo abaixo das caixas de triagem no documento (painel de hemácias), temos os campos destinados às anotações das intensidades de aglutinações dos painéis em tubo, gel e gel enzimático.

O formulário, para efeito de responsabilidade, disponibiliza espaço para a assinatura e carimbo do responsável pela realização das técnicas e pelo responsável pelas checagens dos resultados de aglutinações (dupla checagem). O verso é destinado ao registro das fenotipagens eritrocitárias, com a possibilidade de anotações em casos excepcionais, algumas linhas para a realização do relatório, execução dos descartes e/ou confirmação de anticorpos. Finalizando, os responsáveis pelo caso devem descrever a conduta transfusional e a conclusão com liberação do laudo conforme a padronização local.

IMPORTANTE

As anotações dos testes realizados com triagens e painéis enzimáticos devem ser feitas com caneta de tinta vermelha.

Voltando às questões técnicas: agora que já sabemos como realizar as anotações das aglutinações e quais são os campos específicos para os devidos preenchimentos, podemos usar os painéis em tubo para identificar anticorpos IgM e IgG. Alguns painéis são comercializados no formato enzimático, mas muitos laboratórios fazem uso apenas dos painéis sem tratamento enzimático. Isso ocorre porque o gel teste é aplicado com os ambos os formatos de painéis (normais e enzimáticos).

Os painéis em tubo apresentam reatividades que são interpretadas em cruz (+), no mesmo formato da pesquisa de anticorpos irregulares (PAI). A checagem da especificidade é realizada por comparação do padrão das aglutinações de acordo com o número do frasco de hemácias do kit. As combinações dos fenótipos das hemácias são expostas em um item do kit chamado diagrama.

IMPORTANTE

Os painéis em tubo podem ser usados a 4 °C, 16 °C, temperatura ambiente, 37 °C e AGH (fase de antiglobulina humana).

De acordo com o perfil fenotípico das hemácias, os anticorpos podem ou não aglutinar as hemácias e definir a especificidade do anticorpo. Vamos conhecer o diagrama de hemácias e como é o seu funcionamento?

Figura 10.2 – Diagrama de identificação: características fenotípicas dos antígenos eritrocitários aplicados na identificação de anticorpos

	D	C	c	E	e	K	k	Kpa	Kpb	Fya	Fyb	Jka	Jkb	S	s	M	N	Lua	Dia
1	+	+	0	0	+	0	+	0	+	+	0	+	0	+	+	+	0	0	0
2	+	+	0	0	+	+	+	0	+	0	+	0	+	0	+	0	+	0	0
3	+	0	+	+	0	0	+	0	+	+	0	+	0	+	+	+	+	0	0
4	0	+	+	0	+	0	+	0	+	+	+	+	0	+	+	+	0	0	+
5	0	0	+	+	+	0	+	0	+	0	+	+	+	+	0	+	0	0	0
6	0	0	+	0	+	+	+	0	+	0	+	0	+	0	+	+	0	0	0
7	0	0	+	0	+	0	+	0	+	0	0	0	+	+	+	+	+	0	0
8	+	0	+	0	+	0	+	0	+	0	+	0	+	0	+	+	0	+	0
9	0	0	+	0	+	0	+	0	+	0	+	+	+	0	+	0	+	+	0
10	0	0	+	0	+	0	+	0	+	+	0	+	0	+	0	+	+	0	0
11	+	+	+	0	+	0	+	+	+	+	+	+	0	0	+	+	+	0	0

Fonte: Laboratório de Hemoterapia – Senac Tiradentes (acervo do autor).

O diagrama é uma importante ferramenta usada para a identificação dos anticorpos e dispõe de informações da fenotipagem eritrocitária das hemácias do painel. Os principais sistemas estão representados nesse documento por meio de resultados positivos ou negativos acerca da presença dos antígenos na superfície das hemácias organizadas no kit.

Após a obtenção e registro das reatividades dos painéis, os técnicos analisam o diagrama e, por similaridade de padrão de reatividade, identificam qual anticorpo está presente na amostra do paciente.

Geralmente, a identificação da especificidade do anticorpo é visualizada na posição vertical. Os técnicos podem iniciar a identificação pelo sistema Rh, que é o primeiro a ser representado. Os diagramas são disponibilizados pelos fabricantes dos painéis de hemácias e acompanham os kits. As triagens também contam com um pequeno diagrama, com duas ou três hemácias – elas até podem contribuir na identificação dos anticorpos, mas não usaremos esse sistema nas exemplificações das ferramentas de identificação de anticorpos deste livro.

Vamos estudar os casos e colocar em prática tudo o que foi abordado até agora.

Caso 1

Tabela 10.1 – Caso 1: identificando os anticorpos em tubo

Identificação de Anticorpos Irregulares		
Paciente: J.P.C.		
Registro Hospitalar: 123456	**Idade:** 47	**Sexo:** Masculino
Diagnóstico: Insuficiência Renal Crônica		**Hemoglobina (g/dl):** 6.8
Tipagem Sanguínea	**Teste de Antiglobulina Direto**	**Sistema Complemento**
ABO: A **RhD:** Positivo	Negativo	Não Realizado

Testes de Triagem									
Tubo				**Gel Teste**					**Eluato**
4°C	**TA**	**37°C**	**AGH**	**LISS/ENZ**	**LISS/ENZ**	**LISS/ENZ**	**LISS/ENZ**	**LISS/ENZ**	**LISS**
I:	I: o	I:	I: o	I:	I:	I:	I:	I:	I:
II:	II: o	II:	II: 1+	II:	II:	II:	II:	II:	II:
III:	III: -	III:	III: -	III:	III:	III:	III:	III:	III:
Painéis de Hemácias									
1	1	1	1 0	1	1	1	1	1	1
2	2	2	2 0	2	2	2	2	2	2
3	3	3	3 1+	3	3	3	3	3	3
4	4	4	4 0	4	4	4	4	4	4
5	5	5	5 1+	5	5	5	5	5	5
6	6	6	6 0	6	6	6	6	6	6
7	7	7	7 0	7	7	7	7	7	7
8	8	8	8 0	8	8	8	8	8	8
9	9	9	9 0	9	9	9	9	9	9
10	10	10	10 0	10	10	10	10	10	10
11	11	11	11 0	11	11	11	11	11	11
AC	AC o	AC	AC o	AC	AC	AC	AC	AC	AC
Obs:	Obs:	Obs:	Obs:	Obs:	Obs:	Obs:	Obs:	Obs:	Obs:

Responsável pelos Testes: ________________	**Responsável pela Checagem:** ________________

Fenotipagem Eritrocitária				
C	k	M	Le^a	Obs:
c	Fy^a	N	Le^b	
E negativo	Fy^b	S	Di^a	
e	Jk^a	s	Lu^a	
K	Jk^b	P_1	Lu^b	

Relatório
- Histórico transfusional: paciente relata transfusão há três meses durante procedimento de hemodiálise em outro hospital e não relata intercorrências com a transfusão.
- Não houve necessidade de realizar descarte ou confirmação de anticorpos.
Conclusão:
Ant-E.
Conduta Transfusional:
Transfundir concentrados de hemácias com fenotipagem E- (negativo) e prova de compatibilidade em temperatura ambiente e AGH.

Entendendo o caso 1: identificação em tubo

- Realizamos a identificação de anticorpo em um paciente de 47 anos com insuficiência renal crônica e apresentando anemia, com resultado de 6,8 g/dl de hemoglobina.
- O paciente relata ter feito transfusão sem intercorrências há três meses.
- A tipagem sanguínea mostrou-se ABO: A; RhD: positivo.
- O teste de antiglobulina direta (TAD) apresentou-se negativo (paciente não tem anticorpos ligados às hemácias).
- A pesquisa de anticorpos irregulares (PAI) mostrou resultado positivo em AGH (antiglobulina humana ou fase de Coombs).
- O painel de hemácias apresentou reatividade 1+ apenas nas hemácias 03 e 05 (figura 10.2 – diagrama de hemácias); de acordo com a disposição dos fenótipos e a análise dos perfis no sentido vertical, foi possível identificar a especificidade para o anti-E.
- O anti-E é um anticorpo dirigido contra o antígeno de mesmo nome pertencente ao sistema Rh. É um anticorpo com significado clínico, e a bolsa a ser transfundida, obrigatoriamente, deve ser fenotipada para o antígeno E.
- O laudo deve ser liberado conforme a padronização local, mas podemos organizar da seguinte forma: ABO: A; RhD: positivo; TAD: negativo; PAI: positiva; anticorpo identificado: anti-E.
- Conduta transfusional: transfundir concentrado de hemácias ABO: A; RhD: positivo; fenotipadas para o antígeno E; e realizar prova de compatibilidade em temperatura ambiente e AGH.

Caso 2

Tabela 10.2 – Caso 2: identificando os anticorpos em tubo

Identificação de Anticorpos Irregulares									
Paciente: T.I.G.									
Registro Hospitalar: 77688			**Idade:** 25		**Sexo:** Feminino				
Diagnóstico: Anemia Ferropriva							**Hemoglobina (g/dl):** 7.3		
Tipagem Sanguínea		**Teste de Antiglobulina Direto**					**Sistema Complemento**		
ABO: O		Negativo					Não Realizado		
RhD: Negativo									
Testes de Triagem									
Tubo				**Gel Teste**					**Eluato**
4°C	**TA**	**37°C**	**AGH**	**LISS/ENZ**	**LISS/ENZ**	**LISS/ENZ**	**LISS/ENZ**	**LISS/ENZ**	**LISS**
I:	I: 0	I:	I: 4+	I:	I:	I:	I:	I:	I:
II:	II: 0	II:	II: : 4+	II:	II:	II:	II:	II:	II:
III:	III:	III:	III:	III:	III:	III:	III:	III:	III:
Painéis de Hemácias									
1	1	1	1 4+	1	1	1	1	1	1
2	2	2	2 4+	2	2	2	2	2	2
3	3	3	3 4+	3	3	3	3	3	3
4	4	4	4 0	4	4	4	4	4	4
5	5	5	5 0	5	5	5	5	5	5
6	6	6	6 0	6	6	6	6	6	6
7	7	7	7 0	7	7	7	7	7	7
8	8	8	8 4+	8	8	8	8	8	8
9	9	9	9 0	9	9	9	9	9	9
10	10	10	10 0	10	10	10	10	10	10
11	11	11	11 4+	11	11	11	11	11	11
AC	AC 0	AC	AC 0	AC	AC	AC	AC	AC	AC
Obs:	Obs:	Obs:	Obs:	Obs:	Obs:	Obs:	Obs:	Obs:	Obs:
		Responsável pelos Testes:					**Responsável pela Checagem:**		
		____________					____________		

Fenotipagem Eritrocitária				
C negativo	k	M	Le^a	Obs:
c	Fy^a	N	Le^b	
E negativo	Fy^b	S	Di^a	
e	Jk^a	s	Lu^a	
K	Jk^b	P_1	Lu^b	

Relatório
- Histórico transfusional: paciente relata única gestação há três anos.
- Por conta da disposição dos fenótipos do diagrama, realizado o teste de adicional para descartar ou confirmar a presença do anti-Kp^a (discutiremos a questão no entendimento do caso).
Conclusão:
Ant-D.
Conduta Transfusional:
Transfundir concentrados de hemácias CDE negativo e prova de compatibilidade em temperatura ambiente e AGH.

Entendendo o caso 2: identificação em tubo

- Realizamos a identificação de anticorpo em uma paciente de 25 anos com anemia ferropriva apresentando anemia com resultado de 7,3 g/dl de hemoglobina.
- A paciente não relata transfusão anterior.
- Teve gestação única: tipagem do filho ABO: O; RhD: positivo.
- A tipagem sanguínea da paciente mostrou-se ABO: O; RhD: negativo.
- O teste de antiglobulina direta (TAD) apresentou-se negativo (paciente não tem anticorpos ligados às hemácias).
- A pesquisa de anticorpos irregulares (PAI) mostrou resultado positivo em AGH (antiglobulina humana ou fase de Coombs).
- O painel de hemácias apresentou reatividade 4+ nas hemácias 01, 02, 03, 08 e 11 (figura 10.2 – diagrama de hemácias); de acordo com a disposição dos fenótipos e a análise dos perfis no sentido vertical, foi possível identificar a especificidade para o anti-D, sem a possibilidade de descartar ou confirmar a reatividade de um possível anti-Kp^a.
- O anti-D é um anticorpo dirigido contra o antígeno de mesmo nome pertencente ao sistema Rh. É um anticorpo com significado clínico e a bolsa a ser transfundida, obrigatoriamente, deve ser fenotipada para o antígeno D.
- O laudo deve ser liberado conforme a padronização local, mas podemos organizar da seguinte forma: ABO: O; RhD: negativo; TAD: negativo; PAI: positiva; anticorpo identificado: anti-D.
- Conduta transfusional: transfundir concentrado de hemácias ABO: O; RhD: negativo; fenotipadas para o antígeno CDE; e realizar prova de compatibilidade em temperatura ambiente e AGH.

DICA

Pacientes que apresentam tipagem RhD negativo devem ter a fenotipagem estendida para os antígenos C, E e ser transfundidos com concentrados de hemácias com o mesmo perfil fenotípico. Essa profilaxia é necessária para evitar que os pacientes, principalmente mulheres em idade gestacional, desenvolvam anticorpos contra esses antígenos e mitigar as dificuldades de encontrar bolsas compatíveis – lembrando que muitos serviços não conseguem manter os estoques de bolsas RhD negativo.

Caso 3

Tabela 3.10 – Caso 3: identificando os anticorpos em tubo

Identificação de Anticorpos Irregulares		
Paciente: R.O.G.		
Registro Hospitalar: 448757	**Idade:** 29	**Sexo:** Masculino
Diagnóstico: Politrauma		**Hemoglobina (g/dl):** 4.1
Tipagem Sanguínea **ABO:** AB **RhD:** Negativo	**Teste de Antiglobulina Direto - Tubo** Positivo (1+)	**Sistema Complemento - Tubo** Negativo

Testes de Triagem									
Tubo				Gel Teste					Eluato
4°C	TA	37°C	AGH	LISS/ENZ	LISS/ENZ	LISS/ENZ	LISS/ENZ	LISS/ENZ	LISS
I: 4+	I: 2+	I: 0	I: 0	I:	I:	I:	I:	I:	I: 0
II: 4+	II: 2+	II: 0	II: : 0	II:	II:	II:	II:	II:	II: 0
III: -	III: -	III: -	III:	III:	III:	III:	III:	III:	III: -
Painéis de Hemácias									
1 4+	1 2+	1	1	1	1	1	1	1	1
2 0	2 0	2	2	2	2	2	2	2	2
3 4+	3 2+	3	3	3	3	3	3	3	3
4 4+	4 2+	4	4	4	4	4	4	4	4
5 4+	5 2+	5	5	5	5	5	5	5	5
6 4+	6 2+	6	6	6	6	6	6	6	6
7 4+	7 2+	7	7	7	7	7	7	7	7
8 4+	8 2+	8	8	8	8	8	8	8	8
9 0	9 0	9	9	9	9	9	9	9	9
10 4+	10 2+	10	10	10	10	10	10	10	10
11 4+	11 2+	11	11	11	11	11	11	11	11
AC 0	AC 0	AC 0	AC 0	AC	AC	AC	AC	AC	AC 2+
Obs:	Obs:	Obs: Triagem Pré Aquecida	Obs:	Obs:	Obs:	Obs:	Obs:	Obs:	Obs: Eluição Ácida

Responsável pelos Testes:	Responsável pela Checagem:
____________________	____________________

Fenotipagem Eritrocitária				
C	**k**	**M:** negativo	**Le**^{a}	
C	**Fy**^{a}	**N**	**Le**^{b}	
E	**Fy**^{b}	**S**	**Di**^{a}	**Obs:**
E	**Jk**^{a}	**s**	**Lu**^{a}	
K	**Jk**^{b}	**P**$_{1}$	**Lu**^{b}	

Relatório
- Histórico transfusional: nunca recebeu transfusão de sangue.
- Não houve necessidade de realizar descartes e/ou confirmação da presença de anticorpos reagindo em concomitância com o anti-M.
- Anti-M não apresentou reatividade a 37 °C, sendo descartada a possibilidade de significado clínico e envolvimento em reações adversas imunológicas.

Conclusão:
Anti-M sem significado clínico.
Conduta Transfusional:
Realizar prova de compatibilidade com hemácias e soro pré-aquecido em tubo (37 °C e AGH).

Entendendo o caso 3: identificação em tubo

- Realizamos a identificação de anticorpo em um paciente de 29 anos admitido no pronto socorro com politrauma por acidente automobilístico.
- O paciente não relata transfusão anterior.
- A tipagem sanguínea do paciente mostrou-se ABO: AB; RhD: negativo.
- O teste de antiglobulina direta (TAD) apresentou-se positivo com eluato negativo (os anticorpos ligados à superfície das hemácias no paciente não são de origem imuno-hematológica).
- A pesquisa de anticorpos irregulares (PAI) mostrou resultado positivo em temperatura ambiente e 4 °C.
- Painel de hemácias não apresentou reatividade apenas nas hemácias 02 e 09 (figura 10.2 – diagrama de hemácias) em temperatura ambiente e 4 °C caracterizando a presença de anticorpo de classe IgM sem amplitude até 37 °C.
- O anti-M é um anticorpo dirigido contra o antígeno de mesmo nome pertencente ao sistema MNS e pode ser de origem natural ou fruto de sensibilização por transfusão ou gestação. É um anticorpo com significado clínico quando se apresenta com classe IgG.
- Pelo fato de não haver reatividade em AGH e o paciente relatar nunca ter recebido transfusão, não houve necessidade de realizar os testes adicionais para descartar a possível presença dos anticorpos: anti-E, anti-Kp^a, anti-Fy^a, anti-S e anti-Di^a.
- O laudo deve ser liberado conforme a padronização local, mas podemos organizar da seguinte forma: ABO: AB; RhD: negativo; TAD: positivo; eluato: negativo; PAI: positiva; anticorpo identificado: anti-M.
- Conduta transfusional: transfundir concentrado de hemácias ABO: AB; RhD: negativo; e realizar prova de compatibilidade a 37 °C e AGH.

ARREMATANDO AS IDEIAS

- *Os painéis em tubo exigem mais esforços das equipes dos laboratórios por conta das etapas de lavagens e leitura de aglutinações fracas, que demandam muita atenção.*
- *O polietilenoglicol é um reagente muito utilizado nas rotinas das agências transfusionais e laboratórios de imuno-hematologia para ajudar na redução do tempo das incubações de pesquisas de anticorpos irregulares e painéis de hemácias.*
- *Os painéis em tubo podem ser incubados em temperaturas alternativas, como 4 °C e 16 °C, para investigação de anticorpos de classe IgM.*
- *Antes do desenvolvimento dos testes em gel nos anos 1990, a técnica em tubo era mundialmente a mais utilizada.*

CAPÍTULO 11

Como interpretar os resultados em um painel em gel teste

Todos os profissionais da imuno-hematologia precisam conhecer as características dos testes em gel e as diferentes proporções de amostras aplicadas nos cartões. Você sabia que os testes em gel necessitam de menor quantidade de amostra para a realização da hemaglutinação? Já teve contato com algum teste desse tipo? O gel teste é muito mais sensível que os testes em tubo e, por isso, pode apresentar maior chance de detecção de reatividades inespecíficas. Cabe ao profissional de saúde compreender o funcionamento do produto e saber lidar com essas aglutinações inesperadas.

A identificação dos anticorpos pelo método em gel é simular ao tubo, porém, os laboratórios de imuno-hematologia fazem uso de dois painéis para a visualização dos anticorpos: painel de hemácias sem tratamento enzimático e com tratamento enzimático. A diferença entre os dois kits é a presença ou ausência de alguns antígenos eritrocitários após a ação do tratamento das hemácias com enzimas proteolíticas (papaína e ficina).

O propósito do uso do painel enzimático é o aumento da intensidade de aglutinação dos anticorpos do sistema de grupo sanguíneo Rh, que se apresentam na grande maioria dos casos de sensibilização por transfusão sanguínea e gestação. Em contrapartida, alguns anticorpos dirigidos contra os antígenos dos sistemas de grupos sanguíneos (Duffy, MNS e Xg) não são detectados no painel enzimático por causa da clivagem das respectivas estruturas moleculares na superfície das hemácias.

Resumindo as informações: os anticorpos dirigidos contra as estruturas moleculares do sistema Rh apresentam aglutinações mais intensas com hemácias tratadas com enzima proteolítica; já os anticorpos formados contra os antígenos dos sistemas Duffy, MNS e Xg não apresentam aglutinação com hemácias tratadas com enzimas. Guarde bem essas informações, pois elas serão muito importantes no momento de visualizar a especificidade dos anticorpos.

ATENÇÃO

Continuaremos usando o padrão dos fenótipos do diagrama presente na figura 10.2, no capítulo anterior.

Vamos ver como é feita a identificação dos anticorpos em gel.

Caso 1

Tabela 11.1 – Caso 1: identificação em gel teste

Identificação de Anticorpos Irregulares									
Paciente: D.S.T.									
Registro Hospitalar: 875532				**Idade:** 35		**Sexo:** Feminino			
Diagnóstico: Septicemia							**Hemoglobina (g/dl):** 8.5		
Tipagem Sanguínea			**Teste de Antiglobulina Direto - Gel**				**Sistema Complemento - Gel**		
ABO: O **RhD:** Positivo			Negativo				-		
Testes de Triagem									
Tubo				**Gel Teste**					**Eluato**
4°C	**TA**	**37°C**	**AGH**	**LISS**	**ENZ**	**LISS/ENZ**	**LISS/ENZ**	**LISS/ENZ**	**LISS**
I: 0	I: 0	I:	I: 0	I: 0	I: 0	I:	I:	I:	I:
II: 0	II: 0	II:	II: : 1+	II: 2+	II: 4+	II:	II:	II:	II
III: -	III: -	III:	III: -	III: 0	III: 0	III:	III:	III:	III:
Painéis de Hemácias									
1	1	1	1	1 0	1 0	1	1	1	1
2	2	2	2	2 0	2 0	2	2	2	2
3	3	3	3	3 2+	3 4+	3	3	3	3
4	4	4	4	4 0	4 0	4	4	4	4
5	5	5	5	5 2+	5 4+	5	5	5	5
6	6	6	6	6 0	6 0	6	6	6	6
7	7	7	7	7 0	7 0	7	7	7	7
8	8	8	8	8 0	8 0	8	8	8	8
9	9	9	9	9 0	9 0	9	9	9	9
10	10	10	10	10 0	10 0	10	10	10	10
11	11	11	11	11 0	11 0	11	11	11	11
AC 0	AC 0	AC 0	AC 0	AC 0	AC 0	AC	AC	AC	AC
Obs:	**Obs:**	**Obs:**	**Obs:**	**Obs:**	**Obs:**	**Obs:**	**Obs:**	**Obs:**	**Obs:** Eluição Ácida
Responsável pelos Testes: ________________						**Responsável pela Checagem:** ________________			

Fenotipagem Eritrocitária				
C	k	M:	Le^a	
c	Fy^a	N	Le^b	
E negativo	Fy^b	S	Di^a	Obs:
e	Jk^a	s	Lu^a	
K	Jk^b	P_1	Lu^b	

Relatório
- Histórico transfusional: recebeu dois concentrados de hemácias há 8 meses em outra instituição; sem relato de intercorrência.
- Nuligesta.
- Não houve necessidade de realizar descartes e/ou confirmação da presença de anticorpos.

Conclusão:
Anti-E.

Conduta Transfusional:
Realizar prova de compatibilidade em gel LISS e Enzimático e fenotipar as compatíveis para o antígeno E.

Entendendo o caso 1: identificação em gel teste

- Realizamos a identificação de anticorpo em uma paciente de 35 anos apresentando septicemia e resultado laboratorial de 8,5 g/dl de hemoglobina.
- A paciente relata transfusão de dois concentrados de hemácias há oito meses.
- A tipagem sanguínea da paciente mostrou-se ABO:O; RhD: positivo.
- O teste de antiglobulina direta (TAD) apresentou-se negativo em gel.
- A pesquisa de anticorpos irregulares (PAI) mostrou resultado positivo AGH (tubo), LISS e enzima.
- O painel de hemácias apresentou reatividade apenas nas hemácias 03 e 05 em LISS e enzima com especificidade para anti-E (anticorpo com significado clínico).
- Não houve necessidade de realizar descarte e/ou confirmação de anticorpos reagindo em concomitância nas hemácias 03 e 05.
- O laudo deve ser liberado conforme a padronização local, mas podemos organizar da seguinte forma: ABO: O; RhD: positivo; TAD: negativo; PAI: positiva; anticorpo identificado: anti-E.
- Conduta transfusional: transfundir concentrado de hemácias ABO: O; RhD: positivo; realizar prova de compatibilidade em gel LISS/ Coombs e enzimático; transfundir bolsas E-.

O gel teste é uma ferramenta com mais recursos quando comparada ao tubo e, no caso em discussão, podemos observar o comportamento do anti-E. Vejam que ocorreu aumento na intensidade de aglutinação do anticorpo na triagem e painel com hemácias tratadas com enzima. Esse efeito foi criado propositalmente pelos desenvolvedores do produto para intensificar a reatividade dos anticorpos dirigidos contra os antígenos do sistema Rh, pois esses anticorpos são os mais frequentes na sensibilização dos pacientes em todos os estudos realizados nos serviços de hemoterapia.

Caso 2

Tabela 11.2 – Caso 2: identificação em gel teste

Identificação de Anticorpos Irregulares									
Paciente: P.C.D.M									
Registro Hospitalar: 123456				**Idade:** 60		**Sexo:** Feminino			
Diagnóstico: FAF							**Hemoglobina (g/dl):** 4.5		
Tipagem Sanguínea				**Teste de Antiglobulina Direto - Gel**			**Sistema Complemento - Tubo**		
ABO: O **RhD:** Positivo				Negativo			-		
Testes de Triagem									
Tubo				**Gel Teste**					**Eluato**
4°C	**TA**	**37°C**	**AGH**	**LISS**	**ENZ**	**LISS/ENZ**	**LISS/ENZ**	**LISS/ENZ**	**LISS**
I: 0	I: 0	I:	I: pó	I: 1+	I: 0	I:	I:	I:	I:
II: 0	II: 0	II:	II: : 0	II: 0	II: 0	II:	II:	II:	II
III: -	III: -	III:	III: -	III: 1+	III: 0	III:	III:	III:	III:
Painéis de Hemácias									
1	1	1	1	1 1+	1	1	1	1	1
2	2	2	2	2 0	2	2	2	2	2
3	3	3	3	3 1+	3	3	3	3	3
4	4	4	4	4 1+	4	4	4	4	4
5	5	5	5	5 0	5	5	5	5	5
6	6	6	6	6 0	6	6	6	6	6
7	7	7	7	7 0	7	7	7	7	7
8	8	8	8	8 0	8	8	8	8	8
9	9	9	9	9 0	9	9	9	9	9
10	10	10	10	10 1+	10	10	10	10	10
11	11	11	11	11 1+	11	11	11	11	11
AC	AC 0	AC	AC 0	AC 0	AC 0	AC	AC	AC	AC
Obs:	Obs:	Obs:	Obs:	Obs:	Obs:	Obs:	Obs:	Obs:	Obs:
Responsável pelos Testes: ________________						**Responsável pela Checagem:** ________________			

Fenotipagem Eritrocitária				
C	k	M:	Le^a	
c	Fy^a negativo	N	Le^b	
E	Fy^b	S	Di^a	Obs:
e	Jk^a	s	Lu^a	
K	Jk^b	P_1	Lu^b	

Relatório
- Histórico transfusional: não foi possível ter acesso às informações devido às condições clínicas da paciente.
- Gestação: sem informações.
- Necessário descartar e/ou confirmar a presença do anti-Kp^a e anti-Di^a.
- Testes adicionais para descarte de anticorpos:
- Selecionar, se possível, 3 hemácias de outros painéis com os seguintes perfis e testar em gel LISS/Coombs:
Fy^{a}- Kp^{a}+ Di^{a}- Fy^{a}- Kp^{a-} Di^{a+}

Conclusão:
Anti-Fy^a.

Conduta Transfusional:
Realizar prova de compatibilidade em gel LISS e Enzimático e fenotipagem das compatíveis para o antígeno Fy^a.

Entendendo o caso 2: identificação em gel teste

- Foi feita a identificação de anticorpos em uma paciente de 60 anos admitida no PS com ferimento de arma de fogo (FAF).
- Não foi possível acessar o histórico transfusional da paciente.
- A tipagem sanguínea da paciente mostrou-se ABO:O; RhD: positivo.
- O teste de antiglobulina direta (TAD) apresentou resultado negativo em gel.
- A pesquisa de anticorpos irregulares (PAI) mostrou resultado positivo na fase de AGH (tubo) e LISS.
- O painel de hemácias apresentou reatividade apenas nas hemácias 01, 03, 04, 10 e 11 em LISS.
- A disposição das reatividades (aglutinação) no painel proporcionou a identificação do anti-Fy^a, porém, não foi possível descartar a presença de reações concomitantes de possíveis anti-Kp^a e anti-Di^a.
- Em uma condição de normalidade, outros kits de painéis devem ser consultados para encontrar os fenótipos descritos no relatório. As hemácias com o perfil desejado devem ser testadas e é necessário observar a presença ou ausência de aglutinação. Caso não haja reatividade, a presença dos anticorpos está descartada. A outra possibilidade seria aglutinação nos dois perfis ou apenas em um deles; nesse caso, constaria no laudo o anticorpo identificado nas hemácias selecionadas para descarte.
- Consideraremos, para efeito de laudo, que os testes adicionais descritos não apresentaram aglutinação para ambos os perfis fenotípicos das hemácias selecionadas.
- Laudo: ABO: O; RhD: positivo; TAD: negativo; PAI: positiva; anticorpo identificado: anti-Fy^a.

- Conduta transfusional: transfundir concentrado de hemácias ABO: O; RhD: positivo; e realizar prova de compatibilidade em gel LISS/Coombs e fenotipagem para o antígeno Fy^a.

O caso mostrou a versatilidade dos painéis em gel, pois o anti-Fy^a não reage na triagem e painel enzimáticos devido à ação da enzima (papaína) em clivar os antígenos do sistema Duffy. Essa alteração na reatividade facilita a identificação dos anticorpos, principalmente quando trabalhamos com amostras com múltiplas especificidades de anticorpos dirigidos contra antígenos eritrocitários. Outra situação interessante do caso foi a necessidade de selecionar hemácias para a tentativa de visualização dos anticorpos anti-Kp^a e anti-Di^a. Sempre que algum anticorpo estiver "encoberto", é necessário selecionar pelo menos três hemácias com o perfil desejado para testagem. Quando não dispomos das hemácias com o perfil desejado, é preciso verificar a necessidade de transferir para a conduta transfusional a realização da fenotipagem da bolsa para os antígenos correspondentes aos anticorpos que não foram descartados. O fechamento do laudo deve ser feito com os resultados que foram obtidos nas testagens, e devemos sempre lembrar que essas informações serão disponibilizadas para os profissionais envolvidos com as questões transfusionais. Algumas questões técnicas podem ser omitidas, tratadas internamente e relatadas na folha de identificação de anticorpos.

Caso 3

Tabela 11.3 – Caso 3: identificação em tubo e gel teste

Identificação de Anticorpos Irregulares									
Paciente: R.V.C									
Registro Hospitalar: 357684				**Idade:** 74		**Sexo:** Masculino			
Diagnóstico: AVC							**Hemoglobina (g/dl):** 9.1		
Tipagem Sanguínea			**Teste de Antiglobulina Direto - Gel**				**Sistema Complemento - Tubo**		
ABO: A			Negativo						
RhD: Positivo							-		
Testes de Triagem									
Tubo				**Gel Teste**					**Eluato**
4°C	**TA**	**37°C**	**AGH**	**LISS**	**ENZ**	**LISS/ENZ**	**LISS/ENZ**	**LISS/ENZ**	**LISS**
I:	I: 0	I:	I: 2+	I: 2+	I: 4+	I:	I:	I:	I:
II:	II: 0	II:	II:: 2+	II: 2+	II: 0	II:	II:	II:	II
III:	III: -	III:	III: -	III: 0	III: 0	III:	III:	III:	III:
Painéis de Hemácias									
1	1	1	1 2+	1 2+	1 4+	1	1	1	1
2	2	2	2 2+	2 3+	2 4+	2	2	2	2
3	3	3	3 2+	3 2+	3 0	3	3	3	3
4	4	4	4 2+	4 2+	4 4+	4	4	4	4
5	5	5	5 0	5 0	5 0	5	5	5	5
6	6	6	6 0	6 0	6 0	6	6	6	6
7	7	7	7 2+	7 2+	7 0	7	7	7	7
8	8	8	8 0	8 0	8 0	8	8	8	8
9	9	9	9 2+	9 2+	9 0	9	9	9	9
10	10	10	10 2+	10 2+	10 0	10	10	10	10
11	11	11	11 2+	11 3+	11 4+	11	11	11	11
AC	AC 0	AC	AC 0	AC 0	AC 0	AC	AC	AC	AC
Obs:	Obs:	Obs:	Obs:	Obs:	Obs:	Obs:	Obs:	Obs:	Obs:
Responsável pelos Testes:					**Responsável pela Checagem:**				
____________________					____________________				

Fenotipagem Eritrocitária				
C negativo	**k**	**M:**	**Le^a**	**Obs:**
c	**Fy^a**	**N:** negativo	**Le^b**	
E	**Fy^b**	**S**	**Di^a**	
e	**Jk^a**	**s**	**Lu^a**	
K	**Jk^b**	**P_1**	**Lu^b**	

Relatório
- Histórico transfusional: recebeu múltiplas transfusões desde dezembro de 2023.
- Necessário descartar e/ou confirmar a presença do anti-Kp^a, anti-Fy^a e anti-Di^a.
- Testes adicionais para descarte de anticorpos:
- Selecionar, se possível, 3 hemácias de outros painéis com os seguintes perfis e testar em gel LISS/Coombs e Enzimático:
C- N- Fy^a+ Kp^a- Di^a-
C- N- Fy^a- Kp^a+ Di^a-
C- N- Fy^a- Kp^a- Di^a+

Conclusão:
Anti-C + anti-N.

Conduta Transfusional:
Realizar as provas de compatibilidade em gel LISS/Coombs e Enzimático e fenotipagem das bolsas para os antígenos C, N.

Entendendo o caso 3: identificação em tubo e gel teste

- Foi feita a identificação de anticorpo em um paciente de 74 anos acometido por acidente vascular cerebral (AVC).
- É politransfundido.
- A tipagem sanguínea do paciente mostrou-se ABO: A; RhD: positivo.
- O teste de antiglobulina direta (TAD) apresentou resultado negativo em gel.
- A pesquisa de anticorpos irregulares (PAI) mostrou resultado positivo AGH (tubo), LISS/Coombs e enzima.
- A disposição das reatividades (aglutinação) no painel proporcionou a identificação do anti-C + anti-N, porém, não foi possível descartar a presença de reações concomitantes de possíveis anti-Kp^a, anti-Fy^a e anti-Di^a.
- Em uma condição de normalidade, outros kits de painéis devem ser consultados para encontrar os fenótipos descritos no relatório. As hemácias com o perfil desejado devem ser testadas e é necessário observar a presença ou ausência de aglutinação. Caso não haja reatividade, a presença dos anticorpos está descartada. A outra possibilidade seria aglutinação nos dois perfis ou apenas em um deles; nesse caso, constaria no laudo o anticorpo identificado nas hemácias selecionadas para descarte.
- Consideraremos, para efeito de laudo, que os testes adicionais descritos não apresentaram aglutinação para ambos os perfis fenotípicos das hemácias selecionadas.
- Laudo: ABO: A; RhD: positivo; TAD: negativo; PAI: positiva; anticorpos identificados: anti-C + anti-N.
- Conduta transfusional: transfundir concentrado de hemácias ABO: A; RhD: positivo; e realizar prova de compatibilidade em gel LISS/Coombs e Enzimático e fenotipagem para os antígenos C, N.

Aqui, temos mais uma demonstração da versatilidade dos painéis em gel, pois o anti-C reagiu em LISS/Coombs e Enzima e o anti-N reagiu apenas em LISS/Coombs. Observe o comportamento dos anticorpos em AGH (tubo) e constate como é mais difícil de enxergar a possibilidade de dois anticorpos em tubo. Essa é a grande vantagem dos testes em gel, pois os anticorpos dirigidos contra o sistema Rh reagem mais fortemente com as hemácias tratadas com enzima, e os anticorpos contra os sistemas Duffy, MNS e Xg não promovem aglutinação com hemácias do painel tratado com enzimas proteolíticas.

Outra situação interessante desse caso é a necessidade de selecionar hemácias para a tentativa de visualização dos anticorpos anti-Fy^a, anti-Kp^a e anti-Di^a. Em todos os casos, sempre que algum anticorpo estiver "encoberto", haverá a necessidade da seleção de pelo menos três hemácias com o perfil desejado e testagem.

Quando não dispomos das hemácias com o perfil desejado para os testes confirmatórios, devemos verificar se é necessário passar para a conduta transfusional a realização da fenotipagem da bolsa para os antígenos correspondentes aos anticorpos que não foram descartados.

O fechamento do laudo deve ser feito com os resultados que foram obtidos nas testagens, e devemos sempre lembrar que essas informações serão disponibilizadas para os profissionais envolvidos com as questões transfusionais. Algumas questões técnicas podem ser omitidas, tratadas internamente e relatadas na folha de identificação de anticorpos.

ARREMATANDO AS IDEIAS

- *As hemácias tratadas com enzimas proteolíticas (papaína, bromelina e ficina) perdem a expressão dos antígenos dos sistemas Duffy, MNS e Xg.*
- *Os anticorpos dirigidos contra os antígenos do sistema Rh reagem mais fortemente nas hemácias dos painéis enzimáticos.*
- *Em contrapartida, os anticorpos dirigidos contra os antígenos do sistema Duffy, MNS e Xg não reagem com as hemácias tratadas.*
- *A maioria dos anticorpos eritrocitários são capazes de reagir tanto com as hemácias tratadas com enzima quanto com as não tratadas.*
- *Nas situações de baixo título dos anticorpos (baixa quantidade) na circulação periférica, podemos verificar apenas resultados positivos em gel teste.*

Referências

ABBAS, A.K.; LICHTMAN, A.H.; PILLAI, S. **Imunologia celular e molecular**. 9. ed. Rio de Janeiro: Elsevier, 2019.

BRASIL. Ministério da Saúde. Portaria de consolidação MS-GM nº 5, de 28 de setembro de 2017. **Diário Oficial da União**, Brasília, DF, 3 out. 2017. Disponível em: http://bvsms.saude.gov.br/bvs/saudelegis/gm/2017/prc0005_03_10_2017.html Acesso em: 25 jan. 2025.

BRASIL. Ministério da Saúde. **Portaria nº 158, de 4 de fevereiro de 2016**. Redefine o regulamento técnico de procedimentos hemoterápicos. Brasília: Ministério da Saúde, 2016. Disponível em: https://bvsms.saude.gov.br/bvs/saudelegis/gm/2016/prt0158_04_02_2016.html. Acesso em: 28 abr. 2025.

BRASIL. Ministério da Saúde. **Resolução CFM nº 1931, de 17 de setembro de 2009**. Aprova o código de ética médica. Brasília: Conselho Federal de Medicina, 2009. Disponível em: https://portal.cfm.org.br/etica-medica/codigo-2010/resolucao-cfm-no-1931-2009. Acesso em: 28 abr. 2025.

BRECHER, M. **Technical manual**. 15. ed. Bethesda: American Association of Blood Banks, 2005.

CÂMARA, Brunno. Teste da antiglobulina direto (Coombs direto). **Biomedicina padrão**, 28 dez. 2018. Disponível em: https://www.biomedicinapadrao.com.br/2010/11/teste-de-coombs-direto.html. Acesso em: 4 ago. 2025.

CÂMARA de Poá denuncia erros em exames laboratoriais da rede municipal. **G1**, 12 mar. 2024. Disponível em: https://g1.globo.com/sp/mogi-das-cruzes-suzano/noticia/2024/03/12/camara-de-poa-denuncia-erros-em-exames-laboratoriais-da-rede-municipal.ghtml. Acesso em: 4 ago. 2025.

ERRO DE diagnóstico em exame de tipagem sanguínea – consequências irreversíveis – dano moral. **Tribunal de Justiça do Distrito Federal e dos Territórios** – TJDFT, 6 fev. 2020. Disponível em: https://www.tjdft.jus.br/consultas/jurisprudencia/informativos/2020/informativo-de-jurisprudencia-n-408/erro-de-diagnostico-em-exame-de-tipagem-sanguinea-2013-consequencias-irreversiveis-2013-dano-moral. Acesso: 4 ago. 2025.

HARMENING, D.; CALHOUN, L.; POLESHY, H. **Técnicas modernas para banco de sangue**. 2. ed. São Paulo: Thieme Revinter, 1992.

JUSTIÇA condena laboratório por erro em diagnóstico de tipo sanguíneo. **Tribunal de Justiça do Distrito Federal e dos Territórios** – TJDFT, 19 mar. 2020. Disponível em: https://www.tjdft.jus.br/institucional/imprensa/noticias/2020/marco/laboratorio-e-condenado-a-pagar-danos-morais-por-errar-diagnostico--de-tipo-de-sangue. Acesso em: 4 ago. 2025.

LIMA, M. A.; CALLADO, M. R. M.; SANTOS, J. A. **Curso de imunohematologia**. Botucatu: Unesp, 1992.

LUCCHINI, M. L. K. *et al.* [CF.]. Notification of transfusion reactions in a tertiary hospital. **Research, Society and Development**, v. 11, n. 11, p. e292111133370, 23 ago. 2022. DOI: 10.33448/rsd-v11i11.33370. Disponível em: https://rsdjournal.org/index.php/rsd/article/view/33370. Acesso em: 30 jan. 2025.

NOVARETTI, M. C. Z.; DORLHIAC-LLACER, P. E.; CHAMONE, D. A. F. Estudo de grupos sanguíneos em doadores de sangue caucasóides e negróides na cidade de São Paulo. **Revista Brasileira de Hematologia e Hemoterapia**, v. 22, n. 1, p. 23-32, jan. 2000. Disponível em: https://www.scielo.br/j/rbhh/a/VFB5sW8G4XWcpNV78ZmcQQq/. Acesso em: 28 abr. 2025.

REQUISIÇÃO de transfusão. **Centro de Hematologia e Hemoterapia do Ceará** – HEMOCE, 21 mar. 2023. Disponível em: https://www.hemoce.ce.gov.br/wp-content/uploads/sites/105/2023/03/requisicao-transfusao-site.pdf Acesso em: 4 ago. 2025.

SALDANHA, A. S. ABO blood groups and salivary secretion of ABH substances among three racial groups in São Paulo City. **Revista Brasileira de Genética**, v. 1, p. 175-86, 1982.

TABLE of blood group systems. **International Society of Blood Transfusion**, v. 11, 30 set. 2024. Disponível em: https://www.isbtweb.org/resource/tableofbloodgroupsystems.html. Acesso em: 20 jan. 2025.

VILAR, V. M. *et al.* Fatores associados a reações transfusionais imediatas em um hemocentro universitário: estudo analítico retrospectivo. **Revista Medicina** (Ribeirão Preto), v. 53. n. 3, p. 275-82, 14 out. 2020. Disponível em: https://www.revistas.usp.br/rmrp/article/view/165864. Acesso em: 28 abr. 2025.